SABINE KOOPMANN

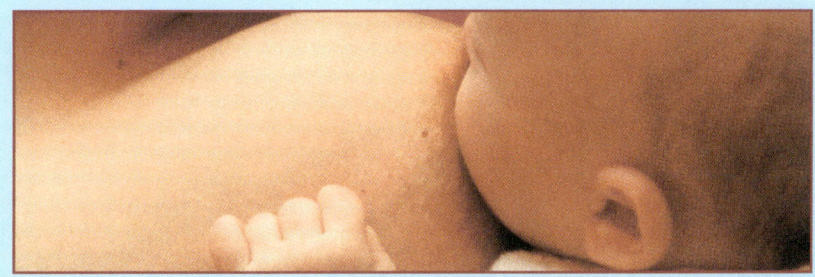

100 FRAGEN: RICHTIG STILLEN

- *Aus der Hebammen-Sprechstunde*
- *Mit großem Serviceteil*

Rowohlt Taschenbuch Verlag

IN KOOPERATION MIT
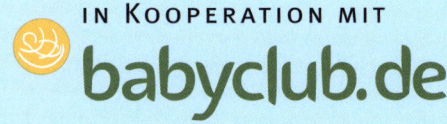
babyclub.de

Wichtiger Hinweis
Alle Ratschläge und Informationen sind sorgfältig geprüft
und erwogen. Jeder Leser ist aufgefordert, eigenverantwortlich
zu handeln und in Fällen ernsthafter Erkrankungen sowie
bei unklaren Symptomen rechtzeitig ärztliche Hilfe einzuholen.
Auch beim Einsatz von naturheilkundlichen Mitteln muss
auf genaue Anwendung und Dosierung geachtet werden.
Irrtümer und Druckfehler sind vorbehalten.
Garantie und Haftungsansprüche jeder Art
sind ausgeschlossen.

Originalausgabe
Veröffentlicht im Rowohlt Taschenbuch Verlag
GmbH, Reinbek bei Hamburg, September 2003
Copyright © 2003 by Rowohlt Taschenbuch Verlag
GmbH, Reinbek bei Hamburg
Alle Rechte vorbehalten
Redaktion Birgit Laue, Bernhard Schön
Umschlaggestaltung any.way, Barbara Hanke
Fotografie (Titel) Chris Harvey / Getty Images
(Rückseite und Innenteil) Gesa Westmann
Reihenlayout Christine Lohmann
Gesamtherstellung Clausen & Bosse, Leck
Printed in Germany
ISBN 3 499 61713 7

Die Schreibweise entspricht
den Regeln der neuen Rechtschreibung.

Komm, sagt die Mutter, zur Welt, Kind.

Ich will dich nähren ...

Marie Luise Kaschnitz

Inhalt

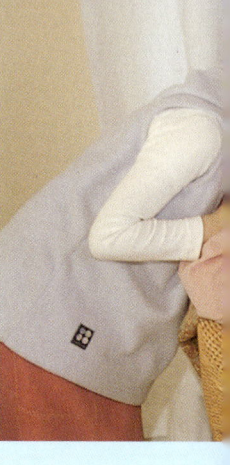

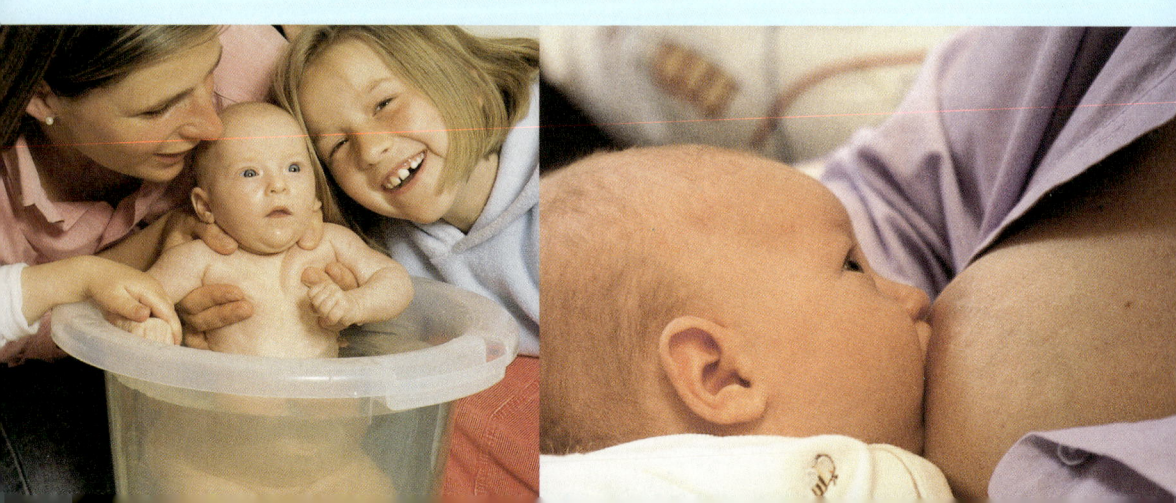

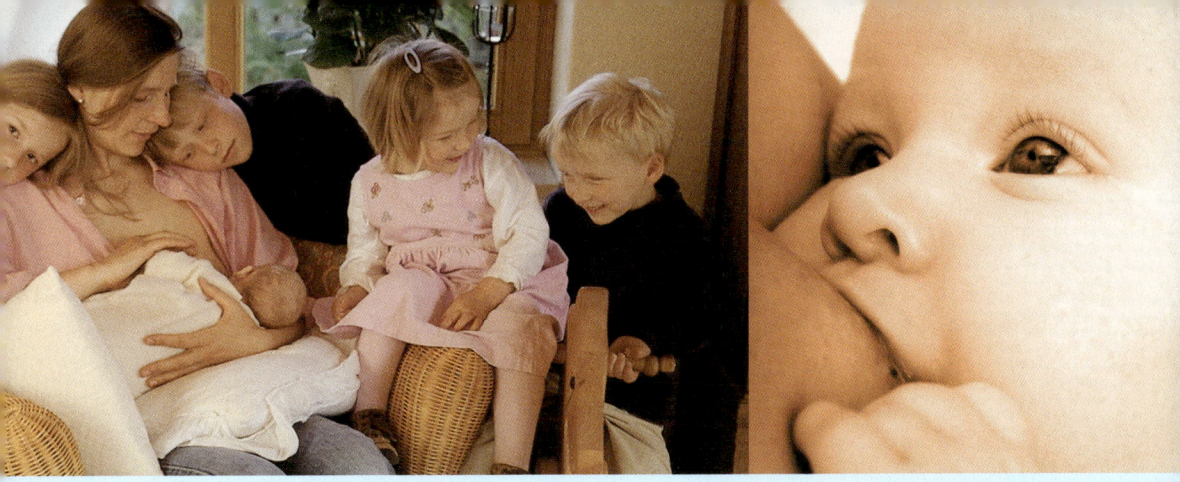

Vorwort

Die meisten Frauen möchten heute stillen. Mit dem Stillwunsch sind häufig sowohl Vorfreude und Aufregung als auch Fragen und Zweifel verbunden. Sosehr wir Menschen uns voneinander unterscheiden, so individuell sind auch die Stillgeschichten verschiedener Mutter-Kind-Paare.

Viele Frauen empfinden das Stillen als lustvoll und erfüllend, andere sehen mehr die praktischen Aspekte. Einige betrachten das Stillen als Selbstverständlichkeit oder stellen gesundheitliche Argumente in den Vordergrund. Wieder andere finden das Stillen anstrengend und nervenaufreibend. Einige Frauen erleben die Stillzeit als schön trotz anstrengender Phasen, andere genießen ihr Kind erst richtig, nachdem sie abgestillt haben.

Viele Männer unterstützen ihre Frauen in der Stillzeit und lassen sich tief berühren von der Innigkeit, die Mutter und Kind beim Stillen ausstrahlen; andere entwickeln Eifersuchtsgefühle angesichts der Intimität zwischen ihrer Partnerin und dem Baby; manche Männer fühlen sich ausgeschlossen, und andere beziehen sich mit ein und stärken ihrer Partnerin den Rücken, wenn Zweifel oder Kritik von außen kommt. Diese Palette ließe sich endlos fortsetzen.

Wie auch immer die Diskussionen zum Thema Stillen inhaltlich verlaufen, sie werden meistens hoch emotional geführt, geht es doch um ein sehr existenzielles Thema. Dabei kommt es leicht zu vorschnellen Bewertungen und Urteilen, ganz besonders, wenn am Stillen die mütterlichen Fähigkeiten festgemacht werden. Die Stilldauer allein sagt nichts über die Mutter-Kind-Beziehung aus. Wärme, Körperkontakt, Geborgenheit und Liebe können Sie Ihrem Baby auch geben, wenn Sie es nicht stillen. Jede Frau muss in aller Freiheit selbst entscheiden, ob und wie lange sie ihr Kind stillt. Meistens führt jedoch keine bewusste Entscheidung zum Ende der Stillbeziehung, sondern es sind die Umstände, die das Stillen schwierig oder unmöglich erscheinen lassen. Stillprobleme wie z. B. wunde Brustwarzen, unzureichende Muttermilchmenge, Milchstau oder mangelnde Gewichtszunahme des Kindes sind häufige Gründe, das Stillen zu beenden. Durch entsprechende Maßnahmen können Sie diese Probleme vermeiden und mit fachkundiger Unterstützung lösen.

Das Wissen um die natürlichen Zusammenhänge des Stillens und die Lösung von Stillproblemen ist in unserer Gesellschaft verloren gegangen und wird nicht mehr tradiert. Im Gegenteil: Gut gemeinte Ratschläge basieren oft auf eigenen Erfahrungen mit künstlicher Säuglingsnahrung und helfen der stillenden Mutter nicht weiter.

In diesem Buch finden Sie Antworten auf die hundert meistgestellten Fragen rund ums Thema Stillen. Sie erhalten Basisinformationen über die körperlichen Abläufe beim Stillen und vor allem viele praktische Tipps aus meiner jahrelangen freiberuflichen Hebammenpraxis.

Im Serviceteil finden Sie u. a. hilfreiche Literaturhinweise zum Stillen in besonderen Situationen, wie z. B. bei Frühgeborenen oder Kindern mit Down-Syndrom, sowie Kontaktadressen für Stillberaterinnen in Ihrer Nähe.

Ich möchte Sie in Ihrem Stillwunsch und Ihrer Stillfähigkeit bestärken und Ihnen Möglichkeiten aufzeigen, den Alltag mit einem Stillkind zu gestalten. Sie können sich mit der Lektüre schon in der Schwangerschaft auf die Stillzeit einstimmen und sie in vielen Situationen als Nachschlagewerk nutzen.

Mein Buch wird hoffentlich dazu beitragen, dass Frauen ihre Kinder mit Lust und Freude stillen und die Stillzeit als eine persönliche Bereicherung erleben.

Wenn im Folgenden von Stillexpertinnen die Rede ist, so meine ich Stillberaterinnen der Arbeitsgemeinschaft Freier Stillgruppen (AFS), der La Leche Liga (LLL) sowie Laktationsberaterinnen IBCLC, die eine spezielle Zusatzausbildung abgeschlossen haben (Kontaktadressen s. S. 115).

Mein Dank gilt allen Frauen und Familien, die ich als Hebamme begleiten durfte. Sie haben mein Leben enorm bereichert. Ohne sie wäre dieses Buch nie zustande gekommen. Ebenfalls danke ich meiner Familie, insbesondere meinen Kindern Nora, Neele und Leon, die mich die Kunst des Stillens gelehrt haben.

Sabine Koopmann

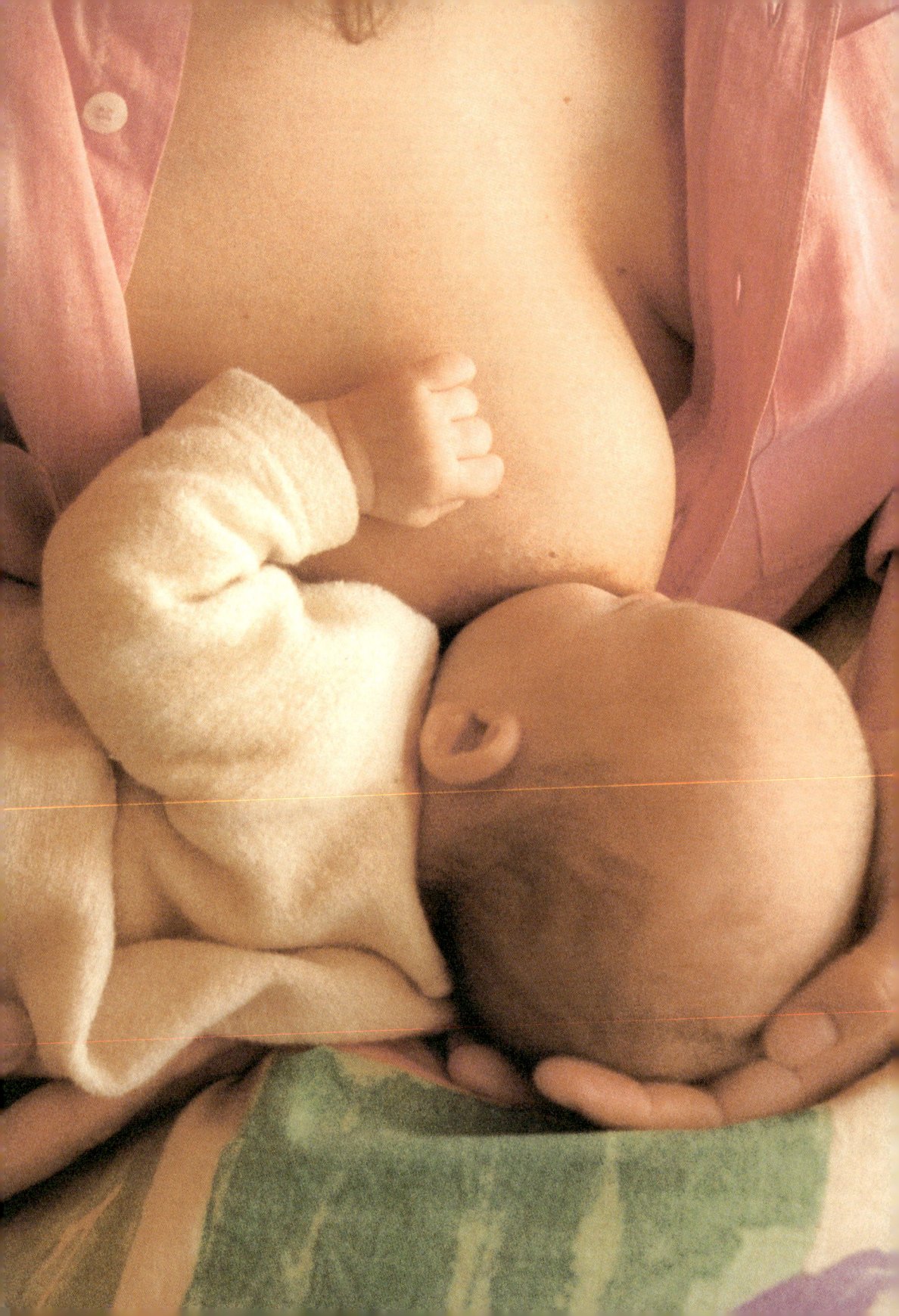

KAPITEL 1 | *Das Wunderwerk Brust*

Fragen Nr. 1 – 9

1. Wie verändert sich meine Brust in der Schwangerschaft?

Die meisten Frauen spüren ihre Schwangerschaft erstmals an den Veränderungen in ihren Brüsten. Schon in den ersten Wochen beginnt die Vorbereitung auf die spätere Milchbildung: Das Drüsengewebe und die Milchgänge wachsen und verzweigen sich, die Brüste werden fülliger und schwerer, die Brustwarzen sind empfindsamer, und der Warzenhof wird größer und dunkler.

An der Oberfläche des Warzenhofes können Sie kleine Talgdrüsen (Montgomery-Drüsen) entdecken. Sie

sondern ein wunderbares, leicht antibakteriell wirkendes Pflegefett ab, das einen für die Mutter charakteristischen Duftstoff enthält. Ein feiner Schutzfilm überzieht den Warzenhof und die Brustwarze, und an dem Geruch wird das Baby nach kurzer Zeit seine Mutter erkennen. Besonders im Bereich des Warzenhofes enden zahlreiche Nervenzellen. Diese werden durch das Saugen des Kindes gereizt und geben den Impuls an das Gehirn der Mutter weiter. Dort werden insbesondere die Hormone Oxytozin und Prolaktin freigesetzt. Sie sorgen für die Milchbildung und den Milchfluss.

Bei manchen Frauen tritt schon in der Schwangerschaft ein wenig

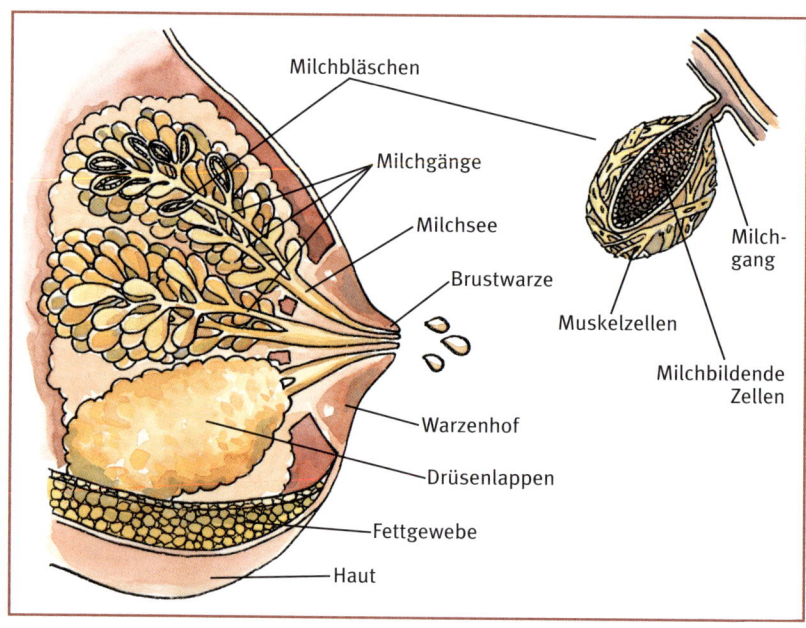

Milchbläschen

Milchgänge

Milchsee

Brustwarze

Milch-gang

Muskelzellen

Milchbildende Zellen

Warzenhof

Drüsenlappen

Fettgewebe

Haut

Vormilch aus, die wie eine Creme auf der Haut verrieben werden kann. Die Brust wird in der Schwangerschaft stärker durchblutet, und vielleicht schimmern jetzt die Blutgefäße durch die Haut. Möglicherweise spüren Sie häufiger ein leichtes Kribbeln oder Ziehen in Ihren Brüsten, und Sie nehmen die Veränderungen deutlich wahr.

immer dicker werdende Milchgänge in die Milchseen. Sie sind eine Art Sammelbecken und befinden sich im Bereich des Warzenvorhofes. Die Milchseen bilden ein Reservoir für die durstlöschende Vordermilch (s. S. 50). Von dort führen mehrere Gänge bis zur Brustwarzenspitze. Im Laufe der Stillzeit können sie gut beobachten, wie die Milch manchmal aus mehreren Öffnungen spritzt.

2. Wie funktioniert eigentlich meine Brust?

Die Brustdrüse besteht aus 12–20 Drüsenlappen und ist umhüllt von Binde-, Stütz- und Fettgewebe. In der Schwangerschaft wird das Fettgewebe zum Teil vom wachsenden Drüsengewebe verdrängt. Dieses ist für die Milchbildung zuständig. Die Drüsenlappen bestehen aus vielen Drüsenläppchen, die sich aus einer Vielzahl traubenartig angeordneter Milchbläschen (Alveolen) zusammensetzen. Hier wird die Milch gebildet. Die Alveolen sind netzartig umhüllt von Blut- und Lymphgefäßen, Nervenenden und Muskelzellen (s. Abbildung auf der gegenüberliegenden Seite).

Während einer Stillmahlzeit ziehen sich die Muskelzellen mehrmals zusammen. Dadurch fließt die Milch durch anfangs sehr feine,

3. Wie wird die Muttermilch gebildet?

Die Milchbildung wird im weiblichen Körper von verschiedenen Hormonen gesteuert. Das Hormon Prolaktin spielt die wichtigste Rolle. Es regt die milchbildenden Zellen in den Alveolen der Drüsenläppchen zur Bildung von Muttermilch an. Die Milchbläschen werden von haarfeinen Blutgefäßen versorgt, aus denen sie alle erforderlichen Substanzen erhalten. Auf diesem Weg gelangen z. B. Wasser, Nähr- und Schutzstoffe, aber auch schädliche Substanzen wie Nikotin oder Alkohol aus dem mütterlichen Blut in die Milch.

Bereits im zweiten Schwangerschaftsdrittel bildet sich ein wenig Vormilch (Kolostrum, s. S. 19). Es bleibt aber vorerst bei kleinen Mengen, da das Prolaktin durch verschiedene Hormone des Mutterkuchens (Plazenta) gebremst wird. Erst nach der Geburt steigert sich die Prolaktinbildung durch den Wegfall der Plazentahormone und das Saugen des Babys an der Brust.

Das frühe Anlegen fördert den Prozess der Milchbildung und sollte, wenn irgend möglich, innerhalb der ersten zwei Stunden nach der Geburt erfolgen.

4. Was ist so besonders an der Muttermilch im Vergleich zu künstlicher Nahrung?

Die Muttermilch ist ein unvergleichliches Lebenselixier, das die Gesundheit gestillter Kinder weit über die Säuglingszeit hinaus positiv beeinflusst. Sie passt sich in einmaliger Weise den Bedürfnissen des Babys an und ist nicht nachzuahmen. Weltweit gibt es keine künstliche Säuglingsnahrung, die vergleichbare Qualitäten aufweist. Besonders die lebendigen immunologischen Schutzstoffe lassen sich im Labor nicht nachbilden.

Im Gegensatz zu künstlicher Säuglingsnahrung verändert sich Muttermilch im Verlauf der Stillzeit in der Menge, Zusammensetzung und sogar im Geschmack. Selbst während eines Tages und bei jeder Brustmahl-

zeit variiert die Zusammensetzung (s. S. 19 und 50 f.).

Die leicht verdaulichen Nährstoffe in der Muttermilch kann der kindliche Organismus optimal aufnehmen und verwerten, denn die notwendigen Verdauungsenzyme werden gleich mitgeliefert. Mittlerweile sind mehrere hundert Inhaltsstoffe der Muttermilch nachgewiesen, die in ihrem faszinierenden Zusammenspiel für das gesunde Gedeihen des Kindes, die Abwehr von Infekten und den Aufbau eines eigenen Immunsystems sorgen.

Muttermilch besteht zum größten Teil aus Wasser, in dem die weiteren Bestandteile wie Kohlenhydrate, Eiweiße, Fette, Mineralstoffe, Spurenelemente, Vitamine, Hormone und viele Zellen zur Infektabwehr gelöst sind.

Die Fette in der Muttermilch sind die Hauptenergielieferanten. Sie werden mit Hilfe des Enzyms Lipase, das sich ebenfalls in der Muttermilch befindet, leicht vom kindlichen Körper aufgenommen. Der Fettgehalt nimmt während einer Stillmahlzeit zu und passt sich im Laufe der Stillzeit dem steigenden Energiebedarf des Säuglings an. Charakteristisch für Muttermilch ist der hohe Anteil an langkettigen, mehrfach ungesättigten Fettsäuren während der gesamten Stillzeit. Sie fördern das Wachstum des Zentralnervensystems und des Gehirns und sind damit auch für früh geborene Kinder besonders wertvoll. Sie begünstigen die Intelligenz und Lernfähigkeit der Kinder und können künstlich nicht nachgebildet werden.

Muttermilch enthält Milchzucker als Kohlenhydrat. Es dient sowohl der Energieversorgung als auch dem Aufbau einer Dickdarmbakterienflora, die das Wachstum von Krankheitskeimen verhindert.

Die Eiweiße der Muttermilch werden vom kindlichen Organismus fast vollständig aufgenommen. Das Eiweiß Laktoferrin entzieht Bakterien Eisen, das sie zu ihrem Wachstum benötigen, und stellt es dem Körper zur Verfügung. Zu den Eiweißen gehört eine Vielzahl von Immunstoffen, die Säuglinge in den ersten Monaten noch nicht selbst bilden können. Sie wirken ganz unterschiedlich: Sie überziehen z. B. den kindlichen Darm mit einem Schutzfilm, erschweren das Eindringen krank machender Keime oder töten sie ab. Sie bieten einen wirksamen Schutz vor zahlreichen Krankheiten, gegen die die Mutter im Laufe ihres Lebens Antikörper gebildet hat. Diese Schutzfunktion wird auch «Nestschutz» genannt.

Besonders die Vormilch (Kolostrum, s. S. 47), die das Baby in den ersten Lebenstagen trinkt, weist einen hohen Anteil an Antikörpern

auf. Das Neugeborene kommt aus der geschützten sterilen Umgebung der Gebärmutter und wird plötzlich mit zahlreichen Bakterien konfrontiert. Da sein eigenes Abwehrsystem erst im Laufe des ersten Lebensjahres reift, bedient es sich inzwischen der Abwehrstoffe, die es von seiner Mutter bekommt. Spezielle Hormone und Wachstumsfaktoren der Muttermilch beeinflussen die Reifung der Darmschleimhautzellen, fördern die gesunde Keimbesiedlung des Darms und die Produktion von Antikörpern.

Ein gesundes Neugeborenes kann bei jeder Mahlzeit seinen Hunger und Durst ausschließlich an der Mutterbrust stillen. Das Zufüttern anderer Flüssigkeiten ist nicht nötig.

5. Wie wirkt sich das Stillen auf die Gesundheit meines Kindes aus?

Mit dem Stillen geben Sie Ihrem Kind weitaus mehr als Nähr- und Abwehrstoffe. Sie lassen sich körperlich und seelisch auf diese andere, vielleicht auch manchmal fremd erscheinende Persönlichkeit ein. Das spürt Ihr Kind und gewinnt Vertrauen ins Leben. So kann eine lebendige Beziehung und tragfähige Bindung zwischen Ihnen und Ihrem Baby entstehen.

Im Laufe der Stillzeit verbringen Sie viele gemeinsame Stunden in engem Hautkontakt und tauschen innige Gefühle und Blicke mit Ihrem Kind aus. Das gibt ihm Sicherheit, Geborgenheit und Halt – eine gute Basis für das ganze Leben. Das Baby kann sich an der Brust entspannen, findet Nahrung, liebevolle Zuwendung, Zärtlichkeit, Trost – und häufig auch Schlaf. Das Saugen an der Brust regt die Sinne des Kindes an, indem es z. B. den Geruch der mütterlichen Brust wieder erkennt und verschiedene Geschmacksvarianten kennen lernt.

Viele Krankheiten treten bei gestillten Kindern wesentlich seltener auf oder verlaufen harmloser, wie z. B. Magen-Darm-Infektionen, Mittelohr- und Blasenentzündungen sowie Entzündungen der oberen Luftwege. Allergische Erkrankungen verlaufen bei Kindern, die über mehrere Monate voll gestillt wurden, milder, treten erst später auf oder werden gänzlich vermieden (s. S. 30). Die Gefahr eines plötzlichen Säuglingstodes vermindert sich durch das Stillen. Und: Das Saugen an der Brust beansprucht die Kiefermuskulatur weitaus stärker als das Saugen an dem Flaschensauger. Deshalb leiden gestillte Kinder weniger an Zahnfehlstellungen und brauchen seltener Korrekturen.

Auch lange nach der Stillzeit wirkt sich die Ernährung mit Muttermilch positiv auf die Gesundheit des Kindes aus: Sie erkranken seltener an akuter Blinddarmreizung, Magenpförtnerkrampf, jugendlichem Diabetes und Krebs im Kindesalter.

6. Was bedeutet das Stillen für mich als Mutter?

Mit dem Stillen wird es Ihnen leicht fallen, die innige Verbindung, die schon in der Schwangerschaft zu Ihrem Kind entstanden ist, ganz natürlich fortzusetzen. Ihr Körper unterstützt Sie dabei, indem er stimmungsaufhellende Hormone wie z. B. Endorphine, das «Liebeshormon» Oxytozin sowie das Milchbildungshormon Prolaktin ausschüttet (s. S. 21). Sie wirken beruhigend, nervenstärkend und spenden Kraft. Das versetzt Sie in die Lage, auch anstrengende Tage gut zu meistern und unruhige Nächte zu verkraften. Die Stillhormone helfen der Mutter, ihr Kind so anzunehmen, wie es ist, es zu umsorgen, zu pflegen und zu schützen.

In der Schwangerschaft und Stillzeit bekommen viele Frauen einen ganz neuen Zugang zu der Weisheit ihres Körpers. Sie spüren ihre weibliche Kraft, verlassen sich zunehmend auf ihre Wahrnehmung und entwickeln eine mütterliche Intuition. Die «innere Stimme» erleben sie häufig als den besten Ratgeber in dem Wust von Empfehlungen, Meinungen, Kritiken und Ratschlägen anderer Personen. Diese Erfahrungen fördern das Selbstvertrauen und geben Frauen den Mut, eigene Wege auszuprobieren – auch, wenn diese von der gängigen Meinung abweichen.

Mit dem Stillen erleben Frauen, dass sie in der Lage sind, ihr Kind zu ernähren. Das stärkt ihr Selbstbewusstsein und ihr Zutrauen, die anstehende Erziehungsaufgabe bewältigen zu können.

Mit der Milch haben Sie stets die richtige Nahrung für Ihr Kind parat, egal, wo Sie sich gerade aufhalten. Muttermilch ist immer frisch, richtig temperiert und hygienisch einwandfrei. Sie sind unabhängig und sparen nicht zuletzt erhebliche Kosten, weil Sie keine Flaschen, Sauger, Bürsten, Sterilisiergeräte, Flaschenwärmer und Säuglingsnahrung kaufen müssen.

Durch den zusätzlichen Kalorienverbrauch erlangen stillende Frauen schneller ihr altes Gewicht zurück. Das Milchspendehormon Oxytozin trägt zu einer beschleunigten Rückbildung der Gebärmutter, einem geringeren Blutverlust und der Verminderung des Wochenflusses bei (s. S. 51). Für Frauen, die gestillt haben, vermindert sich das Risiko, an Brust- und Eierstockkrebs oder an Osteoporose zu erkranken.

7. Was bedeutet das Stillen für die Zukunft unserer Kinder?

Stillen schützt die Umwelt: Zur Herstellung von Muttermilch werden keine Rohstoffe verbraucht, keine Energien verschwendet, und Abfall fällt auch nicht an. Der Energieaufwand für Herstellung, Transport und Entsorgung von Verpackungen künstlicher Säuglingsnahrung, Saugern, Flaschen, Reinigungsgeräten etc. ist immens.

Mit dem Stillen leisten Frauen einen wichtigen Beitrag zur Gesundheitsvorsorge: Gestillte Kinder sind seltener krank und verursachen weniger Behandlungskosten. Häufige Arztbesuche und lange Krankenhausaufenthalte sind meist nicht nötig.

Auch die Mütter haben durch das Stillen erhebliche gesundheitliche Vorteile. Viele Frauen geben in der Schwangerschaft oder Stillzeit das Rauchen auf und ernähren sich gesünder. Unter diesen Gesichtspunkten ist es verwunderlich, dass sich Krankenkassen und politische Gremien nicht intensiver um die Stillförderung bemühen. Das wäre nämlich eine sinnvolle und preisgüns- tige Investition in die Zukunft.

In Deutschland engagieren sich verschiedene Vereine, Verbände und Einzelpersonen für die Förderung des Stillens. Sie wollen das Stillen wieder als Selbstverständlichkeit in unserer Kultur verankern und optimale Bedingungen für Frauen schaffen, die ihre Kinder stillen möchten. Inzwischen finden regelmäßige Arbeitstreffen am «Runden Tisch zur Stillförderung» statt, um die Zusammenarbeit und Vernetzung der einzelnen Gruppen zu intensivieren.

WHO und UNICEF setzen sich seit 1990 weltweit für die Umsetzung der «Zehn Schritte zum erfolgreichen Stillen» und die Einhaltung des «Internationalen Kodex zur Vermarktung von Muttermilchersatzprodukten» zur Stillförderung in Krankenhäusern ein.

Die zehn Schritte zum erfolgreichen Stillen

Alle Einrichtungen, in denen Entbindungen stattfinden und Neugeborene betreut werden, sollten folgende zehn Anforderungen erfüllen:

1. Es gibt schriftliche Richtlinien zur Stillförderung, die dem gesamten Pflegepersonal regelmäßig nahe gebracht werden.
2. Das gesamte Mitarbeiterteam wird so in Theorie und Praxis geschult, dass es diese Richtlinien mit Leben erfüllen kann.
3. Alle schwangeren Frauen werden über die Vorteile des Stillens informiert.
4. Es wird den Müttern ermöglicht, ihr Kind innerhalb der ersten halben Stunde nach der Geburt anzulegen.
5. Den Müttern wird das korrekte Anlegen gezeigt und erklärt, wie sie ihre Milchproduktion aufrechterhalten können, auch im Falle einer Trennung von ihrem Kind.
6. Neugeborene bekommen weder Flüssigkeiten noch sonstige Nahrung zusätzlich zur Muttermilch, wenn es nicht aus medizinischen Gründen angezeigt scheint.
7. Es wird Rooming-in praktiziert – Mutter und Kind dürfen 24 Stunden am Tag zusammenbleiben.
8. Die Mütter werden zum Stillen nach Bedarf ermuntert.
9. Gestillte Kinder bekommen keinen Gummisauger oder Schnuller.
10. Die Entstehung von Stillgruppen wird gefördert, und die Mütter werden nach der Entlassung aus der Klinik oder Entbindungseinrichtung mit diesen Gruppen in Kontakt gebracht.

8. Wie verändert sich die Muttermilch im Laufe der Stillzeit?

In den ersten Lebensstunden und -tagen trinkt das Neugeborene die goldgelbe, cremige Vormilch (Kolostrum), die sich in der Menge und Zusammensetzung ganz genau seinen Bedürfnissen anpasst. Sie ist leicht verdaulich, relativ kohlehydrat- und fettarm, aber besonders reich an Vitaminen, Mineralstoffen und Eiweißen, die einen hohen Anteil an Abwehrstoffen liefern. Die Vormilch von Müttern früh geborener Kinder enthält sogar bis zu 20 % mehr Eiweiß, was den Kindern einen zusätzlichen Immunschutz sichert.

Kolostrum steht dem Neugeborenen in geringen Mengen zur Verfügung, damit der kleine Magen nicht überfordert wird. Es wirkt leicht abführend und fördert die rasche Ausscheidung des ersten Stuhlgangs (s. S. 41).

Je häufiger das Baby effektiv an der Brust saugt, desto größere Mengen Kolostrum werden gebildet.

Drei bis fünf Tage nach der Geburt verändert sich die Vormilch, wird zur Übergangsmilch und nach ca. vierzehn Tagen zur reifen Muttermilch: Eiweiß- und Mineralstoffgehalte nehmen allmählich ab, während der Gehalt an Fetten und Kohlehydraten steigt. Die Milch wird flüssiger, deutlich heller, und die Menge steigert sich mit dem Bedarf des Kindes. Sie können unbesorgt sein, wenn die Milch jetzt dünner und wässriger erscheint und einen leicht bläulichen Schimmer hat; sie ist trotzdem nahrhaft und kalorienreich.

Die Zusammensetzung der Muttermilch unterliegt Schwankungen: Im Tagesverlauf nimmt der Gehalt an Fetten, Spurenelementen, Vitaminen und Enzymen zu. Die Milchzusammensetzung ändert sich auch im Laufe einer Brustmahlzeit. Am Anfang ist sie wässrig und durstlöschend (Vordermilch), am Ende aufgrund des höheren Fettgehalts kalorienreicher und sättigend (Hintermilch; s. S. 50 f.).

9. Was sind Stillreflexe?

Das Stillen basiert auf einem bemerkenswerten Zusammenspiel mütterlicher und kindlicher Reflexe, die sich gegenseitig bedingen.

Die kindlichen Reflexe Suchen, Saugen und Schlucken werden in der Schwangerschaft ab der 26.–28. Woche angelegt und angewandt: Kinder saugen schon im Mutterleib an der Hand oder am Daumen und trinken kleine Mengen Fruchtwasser. Viele früh geborene Kinder sind auch schon in der Lage, an der Brust zu trinken.

Babys werden mit dem Wissen geboren, dass sie nach der Geburt etwas Bestimmtes mit dem Mund machen müssen, um an Nahrung heranzukommen. Viele Kinder finden bereits bei der ersten Mahlzeit ganz zielsicher die Brust und saugen wirkungsvoll. Andere müssen erst üben, ihre Reflexe anzuwenden. Nach einigen guten Erfahrungen geht das reflexgesteuerte Verhalten in erlerntes Verhalten über. Die Kinder verbinden mit dem Anblick und dem Geruch der Brust oder den vorbereitenden Handgriffen der Mutter die baldige Stillmahlzeit und öffnen sofort den Mund, um zu trinken.

Es ist wichtig, zu wissen, dass Kinder auch schnell auf andere Saugmechanismen geprägt werden können wie z. B. das Saugen an Flasche oder Schnuller. Das kann Kinder so stark verwirren, dass sie nicht mehr wissen, wie sie an der Brust trinken müssen. Aus diesem Grund sollen Stillkinder in der ersten sensiblen Übungsphase ausschließlich an der Brust saugen (s. S. 55).

Der weibliche Körper ist bestens auf das Stillen vorbereitet: Er «weiß» genau, wie Muttermilch gebildet und freigesetzt wird, und wartet auf die Impulse des Babys. Wenn das Kind die Brustwarze sucht, bewirkt diese Berührung, dass sich die Brustwarze aufrichtet und etwas länger und fester wird (Brustwarzenaufrichtungsreflex). Dieser Reflex wird auch durch Kälte und sexuelle Erregung ausgelöst. Falls die Brustwarze etwas flach ist, können sanfte Berührungen mit den Fingern oder ein kaltes Läppchen die Brustwarze zum Aufrichten stimulieren. Das kindliche Saugen an der Brust reizt sensible Nervenbahnen im Bereich des Warzenvorhofes. Der Impuls wird in das mütterliche Gehirn weitergeleitet und bewirkt eine vermehrte Ausschüttung der Stillhormone Prolaktin und Oxytozin aus der Hirnanhangdrüse (s. Illustration auf S. 21). Prolaktin sorgt für die Milchbildung in den Milchbläschen und Oxytozin für den Milchfluss: Die Milchbläschen ziehen sich zusammen und pressen die Milch Richtung Brustwarze. Dieser Vorgang wird als Let-down-Reflex oder Milchspendereflex bezeichnet.

Der Milchspendereflex setzt in der Regel ein, kurz nachdem das Kind mit dem Saugen begonnen hat, und wird während einer Mahlzeit mehrmals ausgelöst. Besonders in den ersten Tagen kann es hin und wieder zu einem verzögerten Milchspendereflex kommen. Einige Frauen spüren ihn als ein Kribbeln, Ziehen, warmes Strömen oder als kurzfristig stechenden Schmerz in ihren Brüsten; andere nehmen ihn nicht wahr. Der Reflex wirkt immer gleichzeitig an beiden

1. Das Saugen löst
   Nervenimpulse
   im Gehirn der Mutter aus.
2. Prolaktin und
   Oxytocin bewirken
   die Milchbildung
   und den Milchfluss.

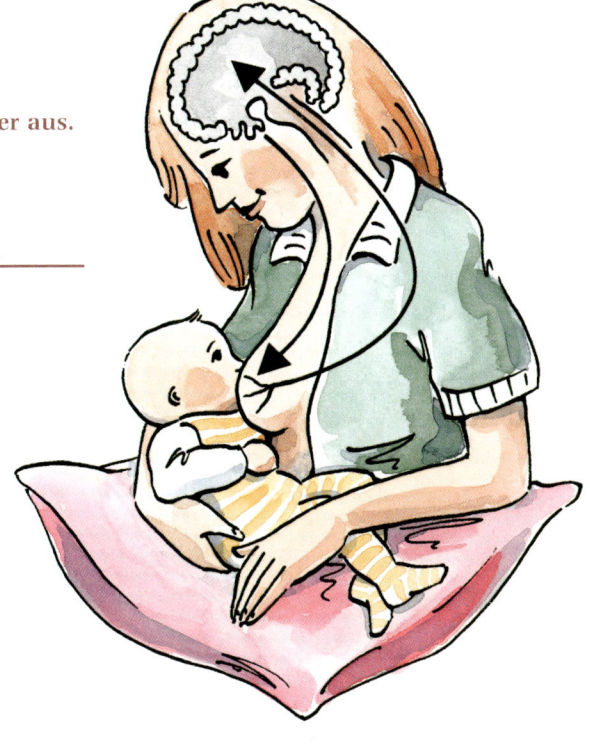

Brüsten: Häufig läuft die Milch aus der einen Brust, während das Kind an der anderen Seite saugt. Im Laufe der Stillzeit kann der Spendereflex auch ausgelöst werden, wenn die Mutter ihr Kind sieht, hört, riecht oder in Gedanken bei ihm ist: Die Milch beginnt zu fließen. Sogar der Anblick oder das Weinen eines fremden Babys kann zum Milchfluss führen.

Die Stillhormone Prolaktin und Oxytozin haben auf die Mutter eine beruhigende Wirkung und helfen ihr, gelassen mit der neuen Situation umzugehen. Prolaktin wird das «Hormon der Mütterlichkeit» genannt. Es unterstützt die Mutter, ihr Baby anzunehmen und es zu umsorgen. Oxytozin wird als das «Hormon der Liebe» bezeichnet. Es hilft der Mutter, sich körperlich und seelisch zu öffnen. Die höchsten Oxytozinwerte hat eine Frau beim Orgasmus, bei der Geburt ihres Kindes und beim Stillen.

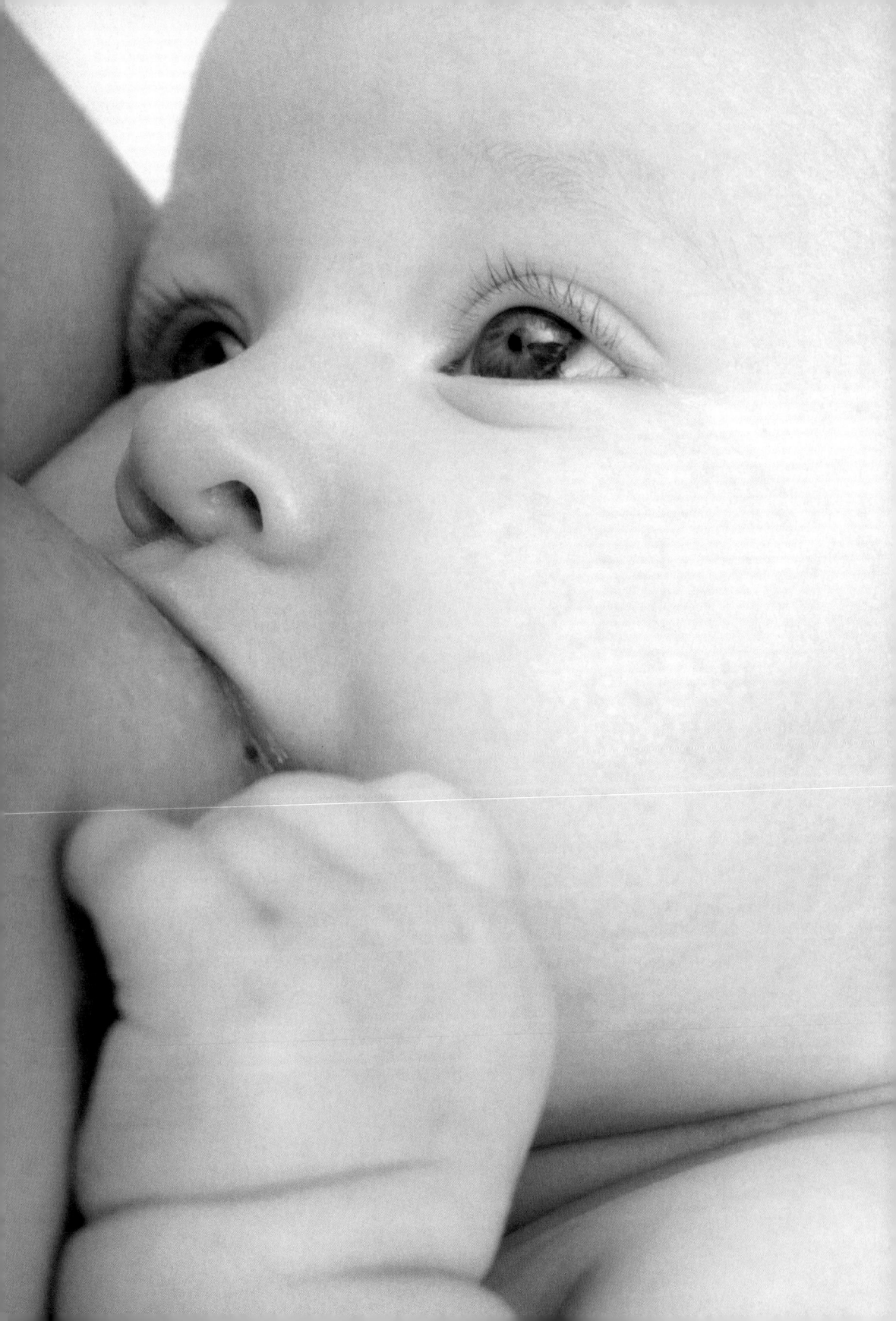

KAPITEL 2 | *Still-einstimmung in der Schwangerschaft*

Fragen Nr. 10 – 28

10. Wie kann ich mich mit meinem Partner auf das Stillen einstimmen?

Untersuchungen haben gezeigt, dass Frauen unkomplizierter und länger stillen, wenn sie von ihrer Umgebung und besonders von ihrem Partner unterstützt werden. Ein Baby bringt enorme Veränderungen mit sich, die Sie als Paar bewältigen müssen. Es ist sehr hilfreich, wenn Sie sich schon in der Schwangerschaft gemeinsam überlegen, wer Sie in der ersten Zeit unterstützen kann und wen Sie um Hilfe bitten mögen. Sie benötigen als junge Familie Entlastung bei der Hausarbeit und möglicherweise Hilfe bei der Betreuung von Geschwisterkindern.

Als Partner können Sie planen, welche Aufgaben Sie in der ersten Zeit übernehmen können und wollen. Vielleicht können Sie Ihren Urlaub in die ersten Wochen nach der Geburt legen oder ein paar freie Tage einplanen. Nehmen Sie sich möglichst viel Zeit miteinander, um als Familie zusammenzufinden. Dämmen Sie den Besucherstrom ein. Wenn Sie die ersten Tage in der Klinik verbringen, kann das ständige Rein und Raus der Besucher sehr lästig sein und den Stillbeginn empfindlich stören. Zu Hause lässt sich dieses Problem meist leichter lösen. Vielleicht schließen Sie einen Anrufbeantworter an und begeben sich in den ersten Tagen zum Stillen an ein ruhiges Plätzchen.

Wenn Sie sich als Paar bewusst für das Stillen Ihres Kindes entschieden haben, können Sie anstrengende Zeiten leichter bewältigen. Informieren Sie sich über die grundsätzlichen Zusammenhänge des Stillens und besuchen Sie gemeinsam einen Geburtsvorbereitungs-, Still- oder Säuglingspflegekurs, in dem das Thema Stillen ausführlich behandelt wird. Sie haben dort die Möglichkeit, andere werdende Eltern kennen zu lernen. Das kann besonders wichtig sein, wenn Sie Ihr erstes Kind erwarten und die meisten Paare Ihres Bekanntenkreises noch kinderlos sind.

Bleiben Sie miteinander im Gespräch und teilen sich Ihre Bedürfnisse und Gefühle mit, damit Sie sich als Paar nicht aus den Augen verlieren. Eine schöne Form für diesen Austausch ist das Zwiegespräch, bei dem jeder über sich spricht und die andere Person zuhört, ohne das Gehörte zu kommentieren (vgl. Moeller 1992).

11. Wann kann ich eine Stillgruppe besuchen?

In einer Stillgruppe oder einem Stillcafé sind Sie als Schwangere und als stillende Mutter jederzeit herzlich willkommen (Kontaktadressen zu Stillgruppen s. Serviceteil S. 115). Hier finden Sie Unterstützung von Mutter zu Mutter. Sie können Kontakte zu stillenden Müttern knüpfen, sich zu allen Fragen rund ums Stillen und um das Leben mit einem Stillkind austauschen und informieren. Sie lernen fachkompetente Frauen mit eigener Stillerfahrung kennen, die Ihnen nötigenfalls mit Rat und Hilfe zur Seite stehen. Viele Stillgruppen verleihen Filme oder Literatur und bieten telefonische Beratungen in der Stillzeit, Stillvorbereitungskurse oder Info-Veranstaltungen an. Diese Angebote können Sie selbstverständlich mit Ihrem Partner wahrnehmen.

12. Wann soll ich mit einer Hebamme Kontakt aufnehmen?

Hebammenhilfe steht Ihnen in der Schwangerschaft, unter der Geburt, im Wochenbett und darüber hinaus bis zum Ende der Stillzeit zu. Die Hebamme ist für alle Belange in dieser Zeit Ihre kompetente Ansprechpartnerin. Nehmen Sie schon in den ersten Schwangerschaftswochen Kontakt mit einer Hebamme auf, damit Sie sich kennen lernen und ein Vertrauensverhältnis entstehen kann. Beziehen Sie Ihren Partner mit ein und besprechen Sie Ihre Fragen, Unsicherheiten oder Vorbehalte bezüglich des Stillens mit Ihrer Hebamme. Dies ist besonders wichtig, wenn Sie in der Vergangenheit Schwierigkeiten mit dem Stillen hatten oder eine ambulante Geburt planen.

In den ersten zehn Tagen nach der Geburt können Sie die Hebammenhilfe täglich, bei Bedarf auch zweimal am Tag in Anspruch nehmen. Danach kann sie, bis das Kind acht Wochen alt ist, weitere sechzehn Leistungen (telefonische Beratungen und Hausbesuche) mit der Krankenkasse abrechnen. Mit einem ärztlichen Attest wird die Betreuung im Bedarfsfall verlängert. Bis zum Ende der Stillzeit kann die Hebamme zwei weitere Hausbesuche und telefonische Beratungen machen. Falls Ihr Baby zu früh geboren wurde oder aus einem anderen Grund in der Kinderklinik bleiben muss, betreut Sie die Hebamme ebenfalls zu Hause, auch nach der Entlassung des Kindes. Das gilt selbstverständlich ebenfalls nach einer Fehl- oder Totgeburt. Sie wird Ihnen in dieser schweren Zeit eine große Unterstützung sein.

Die Hebammenleistungen bezahlt Ihre gesetzliche Krankenkasse. Wenn Sie privat versichert sind, sollten Sie sich erkundigen, welche Leistungen durch Ihren Versicherungsvertrag abgedeckt sind.

13. Muss ich meine Brust auf das Stillen vorbereiten?

Besondere Maßnahmen zur Vorbereitung der Brust auf die Stillzeit sind in der Schwangerschaft nicht nötig. Es ist nicht ratsam, schon in der Schwangerschaft Vormilch abzudrücken oder Methoden anzuwenden, welche die Milchgänge durchgängig machen sollen. Die Brust bereitet sich von selbst auf das spätere Stillen vor. Sinnvoll ist es vielmehr, wenn Sie die Veränderungen in Ihren Brüsten ganz bewusst wahrnehmen und sie liebevoll in die tägliche Körperpflege mit einbeziehen. Das hilft Ihnen, mit Ihrer Brust vertraut zu werden und ein Gespür dafür zu entwickeln, was Ihnen wirklich gut tut. Alles, was Ihr Wohlbefinden steigert und Ihren Brüsten gefällt, ist eine wunderbare Vorbereitung auf die Stillzeit.

Die Brüste nehmen an Gewicht und Größe zu, die Haut dehnt sich entsprechend, und manchmal wird sie trocken oder juckt. Eine tägliche Massage kann Ihre Haut erwärmen, entspannen und geschmeidig halten. Sie fördert die Durchblutung und wirkt Spannungsgefühlen entgegen. Verwenden Sie hierfür Pflegeprodukte, die frei sind von synthetischen Farb-, Duft- und Konservierungsstoffen und keine Rohstoffe auf Mineralölbasis enthalten. Sie können die Brüste von allen Seiten vom Brustansatz in Richtung Brustwarze mit streichenden Bewegungen massieren, oder Sie folgen bei der Massage Ihrem Gefühl.

Wenn Sie Ihre Brüste einölen oder -cremen, sparen Sie die Brustwarzen und den Vorhof aus. Dieser Bereich fettet sich immer wieder von selbst (s. S. 12). Sollten die Brustwarzen und Warzenhöfe trocken sein und jucken, können Sie bis zum Abklingen der Beschwerden zweimal täglich eine reine Lanolinsalbe (Purelan, Lansinoh) auftragen.

Viele Frauen lieben in der Schwangerschaft den Duft der Rose wegen der beruhigenden und ausgleichenden Wirkung. Die Rose ist eine Pflanze, die Herz und Seele berührt. Wenn Sie sich selbst ein Massageöl mischen wollen, eignen sich als Basisöle Mandelöl und Weizenkeimöl, die Sie auch mischen können. Geben Sie auf 100 ml Basisöl 15 – 20 Tropfen ätherisches Öl, z. B. Rose, Lavendel, Melisse, Orange (wichtige Informationen zum Thema Körperpflege s. Literaturliste S. 113).

14. Ist es sinnvoll, die Brustwarzen abzuhärten?

Es kursieren noch immer die unterschiedlichsten Ratschläge zur Vorbereitung der Brustwarzen: Sie sollen z. B. gebürstet, massiert, herausgezogen und bis zur Schmerzgrenze gedreht oder mit Zitronensaft beträufelt werden. Inzwischen hat sich erwiesen, dass diese Maßnahmen die Brustwarzen verletzen und den natürlichen Hautschutzmantel zerstören. Es reicht aus, wenn Sie die Brust beim Waschen oder Duschen nicht einseifen, damit die Haut nicht austrocknet und der natürliche Fettschutz erhalten bleibt.

Lassen Sie viel Luft oder, wenn möglich, ein wenig Sonne an Ihre Haut. Falls Sie einen BH tragen, sollte dieser aus Baumwolle sein. Wenn es Ihnen Spaß bereitet, beziehen Sie Ihre Brüste ausgiebig ins Liebesspiel mit ein. Das ist eine sehr lustvolle Vorbereitung auf das spätere Lecken und Saugen des Kindes.

Wenn bei Ihnen ein Frühgeburtsrisiko besteht, müssen Sie leider jegliche Stimulierung der Brustwarzen unterlassen. Die intensiven Berührungen der Brustwarze führen bei Ihnen zu einer vermehrten Ausschüttung des Hormons Oxytozin, das eine wehenauslösende Wirkung haben kann.

Am Entbindungstermin kann die Stimulation der Brustwarzen den Wehenbeginn begünstigen. Probieren Sie es ruhig aus.

Die wichtigste und beste Vorsorge gegen wunde Brustwarzen besteht in dem korrekten Anlegen des Kindes an die Brust und einer guten, bequemen, möglichst häufig wechselnden Stillposition (s. S. 42 f.).

15. Meine Brustwarzen sind sehr flach. Kann ich trotzdem stillen?

Grundsätzlich ist jede Brustwarze zum Stillen geeignet, da das Kind nicht an der Warze saugt, sondern mit ihr einen großen Anteil des umliegenden Gewebes erfasst (s. S. 44 f.). Häufig passen sich Kinder den Gegebenheiten der individuellen Brustwarze an – und das umso einfacher und schneller, je weniger sie dabei gestört werden. Die ersten Anlegeversuche erfordern allerdings Geduld und Hilfestellung. Haben Sie eine sehr flache Brustwarze oder ist die Brustwarze nach innen gestülpt (Hohlwarze), vereinfacht sich der Stillstart, wenn Sie in den ersten Tagen keine Hilfsmittel wie Stillhütchen, Flaschensauger oder Schnuller benutzen. Das Kind soll ja lernen, mit Ihrer individuellen Brustform klarzukommen. Wichtig ist, dass Sie Ihrem Kind bei den ersten Anlegeversuchen ausgiebig Zeit lassen, mit Ihrer Brust vertraut zu werden. Seine angeborenen Reflexe helfen ihm, einen Weg zu suchen und zu finden, um an die begehrte Nahrung heranzukommen (s. S. 19 f.). Versuchen Sie besonders in den ersten Tagen, Ihr Kind häufig anzulegen, da die Brust dann noch weich ist. Haben Sie Geduld, behalten Sie die Ruhe und holen Sie sich fachkompetente Unterstützung, bis Ihr Kind das Trinken sicher gelernt hat. Im Laufe der Stillzeit wird sich die Brustwarze verändern und weiter nach außen stehen.

Manchmal helfen auch kleine Tricks, die Brustwarze etwas hervorzuholen: Benutzen Sie vor der Mahlzeit kurz eine Handpumpe. Alternativ dazu können Sie auch eine 20-ml-Einmalspritze umfunktionieren, die Sie in der Apotheke bekommen: Ziehen Sie den Kolben heraus und schneiden die Spritze mit einem scharfen Messer bei 2 ml glatt ab. Stecken Sie den Kolben an der abgeschnittenen Seite wieder in die Spritze. Wenn Sie nun die vorhandene Spritzenöffnung auf die Brustwarze legen und den Kolben langsam herausziehen, saugt der Unterdruck Ihre Brustwarze etwas nach außen.

Haben Sie dabei keine Schmerzen, wiederholen Sie den Vorgang ein- bis zweimal.

Die Wirksamkeit vorbereitender Maßnahmen in der Schwangerschaft ist unbewiesen und daher umstritten. Einige Frauen haben gute Erfolge erzielt, wenn sie besondere Brustwarzenformer in der Schwangerschaft getragen haben (Bezugsadresse s. Serviceteil S. 119). Es handelt sich um eine gewölbte Kunststoffschale mit Löchern und einer weichen Silikon-Auflage. Durch den kontinuierlichen sanften Druck der Silikon-Auflage auf das Gewebe des Warzenvorhofes soll die Brustwarze etwas herausgedrückt werden. Diese Schalen können ab dem siebten Schwangerschaftsmonat in den BH gelegt werden. Die Tragedauer kann langsam von einer halben Stunde bis zu acht Stunden pro Tag gesteigert werden. Benutzen Sie den Brustwarzenformer nur, wenn er Ihnen angenehm ist und Sie nicht zu vorzeitigen Wehen neigen. Sie können den Former auch in der Stillzeit zwischen den einzelnen Mahlzeiten tragen. Lassen Sie sich möglichst schon in der Schwangerschaft von einer Hebamme oder Stillexpertin beraten.

16. Wie lange darf ich voll stillen?

Die Weltgesundheitsorganisation (WHO) empfiehlt weltweit allen Frauen, ihre Kinder sechs Monate lang voll zu stillen und danach neben geeigneter Beikost weiterzustillen bis zum Ende des zweiten Lebensjahres und darüber hinaus. Der Zeitpunkt des Abstillens richtet sich nach Ihren Wünschen, dem Interesse und den Bedürfnissen Ihres Kindes. Am günstigsten ist es, wenn das Abstillen in beiderseitigem Einvernehmen geschieht. Füttern Sie Ihrem Baby auf keinen Fall vor dem fünften Lebensmonat feste Kost. Falls Sie vor dieser Zeit abstillen, ernähren Sie Ihr Kind bis zum sechsten Monat mit Milchnahrung.

17. Beeinträchtigt die Größe meiner Brust eventuell die Milchmenge?

Das äußere Erscheinungsbild einer Brust sagt absolut nichts über die zu erwartende Milchmenge aus. Das innen liegende, milchbildende Drüsengewebe entwickelt sich unabhängig von der Größe oder Form einer Brust. Die Größenunterschiede entstehen durch unterschiedliche Mengen an Fettgewebe, das den Drüsenkörper umgibt. Statistisch gesehen haben 98 % der Frauen alle körperlichen Anlagen, ihre Kinder ausschließlich zu stillen.

18. Stimmt es, dass viele Frauen durch das Stillen einen «Hängebusen» bekommen?

Das ist ein weit verbreitetes Vorurteil. Die wesentlichen Veränderungen der Brüste geschehen in der Schwangerschaft durch das Wachstum des Drüsengewebes, nicht in der Stillzeit. Einige Frauen haben trotz mehrerer Kinder einen straffen Busen, bei anderen ist er weicher und schlaffer, unabhängig davon, ob oder wie lange sie gestillt haben.

Die Form der Brust hängt von der Veranlagung und der Beschaffenheit des umgebenden Bindegewebes ab. Ein langsames Abstillen schont die Brust mehr als ein abruptes Ende. Pflegen Sie Ihre Brüste in der Schwangerschaft und Stillzeit regelmäßig mit einer sanften Massage. Ein liebevoller Umgang mit Ihren Brüsten wird es Ihnen leichter machen, die Veränderungen zu akzeptieren.

19. Ich bin Allergikerin. Wie lange sollte ich stillen?

Das Risiko allergischer Erkrankungen vermindert sich, wenn Kinder in den ersten sechs Lebensmonaten ausschließlich Muttermilch trinken. Bei vielen Kindern werden allergische Reaktionen ganz vermieden, verlaufen milder oder treten erst später auf. Das ist besonders wichtig für Kinder, deren Eltern oder Geschwister bereits allergische Krankheiten haben (z. B. Neurodermitis, Asthma bronchiale, Heuschnupfen). Die Veranlagung, eine Allergie zu entwickeln, ist vererbt.

Neugeborene reagieren besonders empfindlich auf Fremdeiweiße wie z. B. Kuhmilcheiweiß – die Grundlage der künstlichen Säuglingsnahrung. Deshalb sollten Kinder aus Allergikerfamilien wenigstens bis zum Anfang des siebten Lebensmonats ausschließlich mit Muttermilch ernährt werden. Das gilt auch für die ersten Lebenstage, denn selbst kleine Mengen künstlicher Säuglingsnahrung können allergische Reaktionen auslösen. Nicht gestillte Kinder erhalten in diesem Fall eine hypoallergene Säuglingsmilch (H.-A.-Nahrung).

Wenn Sie die ersten Tage nach der Geburt in der Klinik verbringen, sollten Sie Hebammen, Ärztinnen und Pflegende über die Allergiegefährdung Ihres Kindes informieren. Falls Sie einen Allergiepass haben, legen Sie diesen am besten in den Mutterpass. Die Einführung der Beikost muss bei allergiegefährdeten Kindern äußerst schonend und in kleinen Schritten erfolgen.

Lassen Sie sich von Ihrer Hebamme oder Ärztin über Maßnahmen zur Vorbeugung von Allergien beraten. Ausführliche Informationen erhalten Sie bei der Arbeitsgemeinschaft Allergiekrankes Kind e.V. (AAK e. V., Adresse s. Serviceteil S. 116)

20. Meine Mutter konnte nicht stillen. Wird es bei mir wahrscheinlich auch so sein?

Mit dem Beginn der Schwangerschaft bereiten sich Ihre Brüste auf die Stillzeit vor, unabhängig davon, ob Sie selbst gestillt wurden oder nicht (s. S. 12). Die Stillfähigkeit wird nicht vererbt.

Vielleicht ist es für Sie hilfreich, zu erfahren, aus welchen Gründen Sie nur kurz oder gar nicht gestillt wurden. Bis vor wenigen Jahren wurde das Stillen nicht gefördert, und die Frauen erhielten unzureichend Unterstützung und meistens falsche

Anweisungen, die eine ausreichende Milchbildung unmöglich machten. Die Regeln für die Ernährung mit künstlicher Säuglingsnahrung wurden auf das Stillen übertragen. Mutter und Kind wurden nach der Geburt getrennt, es gab feste Stillzeiten nach dem Vier- Stunden-Rhythmus. Den Babys wurden in den ersten Tagen routinemäßig Zuckerlösungen oder künstliche Säuglingsnahrung aus der Flasche zugefüttert. Bei der Entlassung aus der Klinik erhielten alle Frauen Milchproben, Flaschen und Sauger als Werbegeschenke der Milchfirmen. Außerdem wurde die Kunstnahrung als ebenso wertvoll betrachtet wie Muttermilch und intensiv beworben.

Seit 1994 gibt es in Deutschland das Säuglingsnahrungswerbegesetz, das die Bewerbung von Säuglingsanfangsnahrung und Folgenahrung regelt und die kostenlose Milchprobenverteilung verbietet.

Wenn möglich, sprechen Sie mit Ihrer Mutter über Ihre eigene Stillgeschichte, damit Sie besser verstehen, warum Sie nicht gestillt wurden, und erzählen Sie ihr, wie Sie sich die Ernährung Ihres Kindes vorstellen. Nutzen Sie die Unterstützungsangebote, die Ihnen heute zur Verfügung stehen, ganz besonders, wenn Sie von Ihrer Mutter keine Unterstützung bekommen können (Adressen s. Serviceteil S. 115). Suchen Sie den Kontakt zu Frauen, die positive Stillerfahrungen gemacht haben. Sie sind meist die besten Beraterinnen.

21. Ich bin Raucherin. Darf ich eigentlich stillen?

Zigarettenkonsum kann sowohl in der Schwangerschaft als auch in der Stillzeit schädlich für die Gesundheit und Entwicklung des Kindes sein. Die Muttermilch von Raucherinnen enthält neben Nikotin und Kohlenmonoxyd auch Schwermetalle, Pestizide und zahlreiche Krebs erregende Substanzen. Nikotin beeinträchtigt das Milchbildungshormon und kann die Milchmenge reduzieren. Das Rauchen kann bei Stillkindern zu Unruhezuständen, Schlaflosigkeit, Infektionen der oberen Luftwege, Lungenentzündungen, Bauchschmerzen und Durchfällen führen. Das Risiko erhöht sich enorm, wenn das Baby durch Raucher in seiner Umgebung passiv mitraucht. Am besten ist es, wenn Sie Ihre Wohnung zur rauchfreien Zone erklären. Falls Sie das Rauchen nicht ganz lassen können, versuchen Sie auf jeden Fall, die Menge schrittweise zu reduzieren. Rauchen Sie nach der Stillmahlzeit und nie in Gegenwart Ihres Kindes.

22. Sollte ich mir sicherheitshalber schon Flaschen und Säuglingsnahrung besorgen?

Flaschen und Schnuller begegnen uns überall als Symbol für die Säuglingszeit: Wir finden sie auf Grußkarten zur Geburt, in Geburtsanzeigen, in Blumensträußen zur Geburt, in Geschenkpackungen der Milchfirmen oder auf Hinweisschildern für Babywickelräume. Babyzeitungen und Broschüren sind voller Werbung in Wort und Bild, sodass der Eindruck entsteht, jeder Säugling müsse irgendwann eine Flasche oder einen Schnuller haben.

Wenn Sie Ihr Baby stillen wollen, brauchen Sie jedoch keine andere Nahrung als Ihre Muttermilch. Sein Saugbedürfnis kann es beim Saugen an der Brust voll und ganz befriedigen. Deshalb brauchen Sie auch im Voraus keine Flaschen und Nahrung zu kaufen. Viele Stillkinder bekommen in ihrer Säuglingszeit keine einzige Flasche. In den ersten vier bis sechs Wochen können Flaschensauger und Schnuller zu einer Saugverwirrung Ihres Kindes führen. Es ist dann mühselig, das Kind wieder an die Brust zu gewöhnen. Falls Ihr Baby in den ersten Wochen zusätzlich zum Stillen Flüssigkeiten benötigt, können diese mit einem Becher, Löffel oder anderen Hilfsmitteln gefüttert werden (s. S. 106 f.).

23. Brauche ich eine Babywaage?

Die Anschaffung einer Babywaage ist nicht nötig. In der Anfangszeit wird Ihre betreuende Hebamme die Gewichtsentwicklung kontrollieren. Später wird das Gewicht bei jeder Vorsorgeuntersuchung durch Ihre Kinderärztin festgestellt.

Sollten Sie sich durch gelegentliches Wiegen sicherer fühlen, können Sie jederzeit eine Waage in der Apotheke ausleihen. Aber Vorsicht: Das Wiegen vor und nach der Mahlzeit sagt über den Bedarf des Kindes gar nichts aus und wird Sie nur verwirren oder sogar unter Druck setzen. Stillkinder trinken nämlich recht unterschiedliche Mengen pro Mahlzeit, und die Trinkmenge allein sagt nichts über den Sättigungsgehalt der einzelnen Mahlzeit aus. Das gesunde Gedeihen Ihres Kindes können Sie auch ohne eine Babywaage an seinem Befinden erkennen (s. S. 62 f.).

24. Ist die Anschaffung eines Stillkissens sinnvoll?

Ein Stillkissen ist kein Muss, aber dennoch eine recht praktische und nützliche Erfindung. Sie können es in der Schwangerschaft als Lagerungskissen benutzen, und in der Stillzeit erleichtert es das Anlegen des Kindes. Sie haben während des Stillens im Sitzen eine solide Stütze im Rücken und können gut Ihre Arme und Schultern entspannen, da das Baby auf dem Kissen liegt. Auch wenn Sie im Liegen stillen, können Sie es als Kopfkissen und / oder Rückenstütze gut gebrauchen. Sie können sich selbstverständlich auch mit anderen Kissen behelfen.

25. Soll ich mir schon einen Still-BH kaufen?

Es bleibt Ihnen überlassen, ob Sie in der Stillzeit einen Still-BH, einen anderen BH, ein Bustier, ein BH-Hemdchen oder gar nichts tragen. Ob Sie einen BH tragen oder nicht, hat keinen Einfluss auf das Aussehen Ihrer Brust nach der Stillzeit.

Wenn Sie eine große Brust haben, wird ein gut stützender BH sehr angenehm sein. Der BH sollte aus elastischer Baumwolle sein, darf nicht zu stramm sitzen oder im Bereich der Träger einschnüren. Das kann zu einem Milchstau führen, falls einzelne Milchgänge abgeklemmt werden. Entscheiden Sie danach, was Ihnen am bequemsten ist. Bedenken Sie beim Kauf, dass sich die Brustgröße noch verändern kann.

26. Wie finde ich einen stillfreundlichen Geburtsort?

Die Wahl des Geburtsorts fällt vielen Eltern gar nicht so leicht, gibt es doch mittlerweile viele unterschiedliche Angebote. Wichtig ist, dass Sie einen Ort finden, an dem Sie und Ihr Partner sich wohl, geborgen und sicher fühlen. Das kann die Uniklinik, jedes andere Krankenhaus, das Geburtshaus, eine Geburtspraxis oder die eigene Wohnung sein. Die meisten Entbindungseinrichtungen bieten Info-Veranstaltungen, Kreißsaalführungen und den Besuch der Wochenstation an. Informieren Sie sich vor Ort auch darüber, wie das Stillen unterstützt wird – und schnuppern Sie die Atmosphäre.

Die äußeren Bedingungen, unter denen Sie Ihr Kind zur Welt bringen und die nach der Geburt gegeben sind, können den Stillbeginn beeinflussen. Erkundigen Sie sich, wie mit

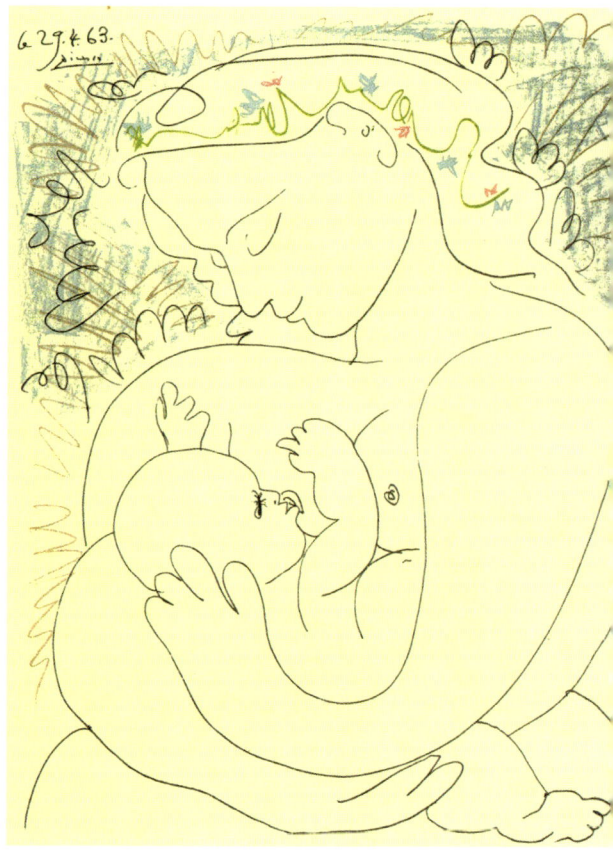

An dieser Plakette mit einem Bild von Picasso erkennen Sie ein stillfreundliches Krankenhaus

Schmerzmitteln umgegangen wird und ob es Alternativangebote gibt.

Für den Geburtsverlauf ist bedeutsam, wie die Geburtshilfe gestaltet wird, ob Sie sich beispielsweise in der Eröffnungsphase der Geburt frei bewegen dürfen oder verschiedene Geburtspositionen möglich sind (z. B. Hocke, Vierfüßlerstand, auf dem Hocker, in der Wanne).

Der Stillbeginn vereinfacht sich, wenn Sie die ersten ein bis zwei Stunden nach der Geburt ununterbrochenen Hautkontakt mit Ihrem Baby haben und es ausführlich begrüßen und stillen können. Rooming-in ermöglicht Ihnen ein ständiges Zusammensein mit Ihrem Kind. Sprechen Sie über den Stillbeginn mit Ihrer betreuenden Hebamme, auch wenn Sie eine ambulante Geburt planen, im Geburtshaus oder zu Hause entbinden wollen. In einem von der Weltgesundheitsorganisation (WHO) und von UNICEF ausgezeichneten «Stillfreundlichen Krankenhaus» wird das Stillen besonders gefördert und unterstützt. Diese Krankenhäuser erfüllen die «10 Schritte zum erfolgreichen Stillen». In Deutschland gibt es einige Krankenhäuser mit entsprechendem Zertifikat (Kontaktadresse s. Serviceteil S. 115).

27. Können Schmerzmittel den Stillbeginn beeinflussen?

Manchmal sind Schmerzmittel unter der Geburt nicht zu vermeiden, sollten jedoch sehr vorsichtig eingesetzt werden. Einige Kliniken bieten neben herkömmlichen Schmerzmitteln auch sanftere Mittel wie z. B.

Homöopathie, Aromatherapie, Bachblüten oder Akupunktur zur Geburtsunterstützung an. Schmerzmittel können den Stillbeginn erschweren, da die Kinder nach der Geburt manchmal sogar über mehrere Tage schläfrig und benommen sind. Unmittelbar nach der Geburt können die Kinder aus eigener Anstrengung kaum die Brust finden (s. S. 39). Häufig dauert es länger, bis das Baby zur ersten Stillmahlzeit bereit ist. Wenn es sehr schläfrig ist, sollten Sie es etwa alle drei Stunden zum Trinken wecken. Mit etwas Geduld und Unterstützung werden auch diese Kinder den Weg zur Brust finden und können selbstverständlich voll gestillt werden.

28. Was ist unter 24-Stunden-Rooming-in zu verstehen?

Dabei bleiben Sie mit Ihrem Neugeborenen Tag und Nacht zusammen. Sie können Ihr Baby ununterbrochen sehen, riechen, spüren, streicheln und schnell auf seine Bedürfnisse reagieren. Nach der Entlassung aus der Klinik fühlen Sie sich im Umgang mit Ihrem Kind sicherer und haben vielleicht schon einen gemeinsamen Rhythmus gefunden. Auf einer Wochenstation arbeiten Hebammen,

Kranken- und Kinderkrankenschwestern, die Ihnen mit Rat und Hilfe zur Seite stehen. Viele Kliniken bieten ein Teil-Rooming-in an, d. h. das Kind verbringt den Tag bei Ihnen und die Nacht auf Wunsch im Säuglingszimmer. In diesem Fall sollten Sie sich unbedingt auch nachts zum Stillen wecken lassen, sobald das Kind sich meldet.

Sehr gute Bedingungen für den Stillbeginn bietet das Bedding-in, bei dem das Baby die ersten Tage und Nächte bei Ihnen im Bett verbringt. Das Bett steht dann an der Wand oder ist mit einem Bettgitter geschützt, sodass Ihr Kind nicht herausfallen kann. Einige wenige Kliniken bieten inzwischen Familienzimmer an, sodass der Vater auch im Krankenhaus von Anfang an dabei sein kann. Erkundigen Sie sich in der Klinik Ihrer Wahl nach den jeweiligen Möglichkeiten.

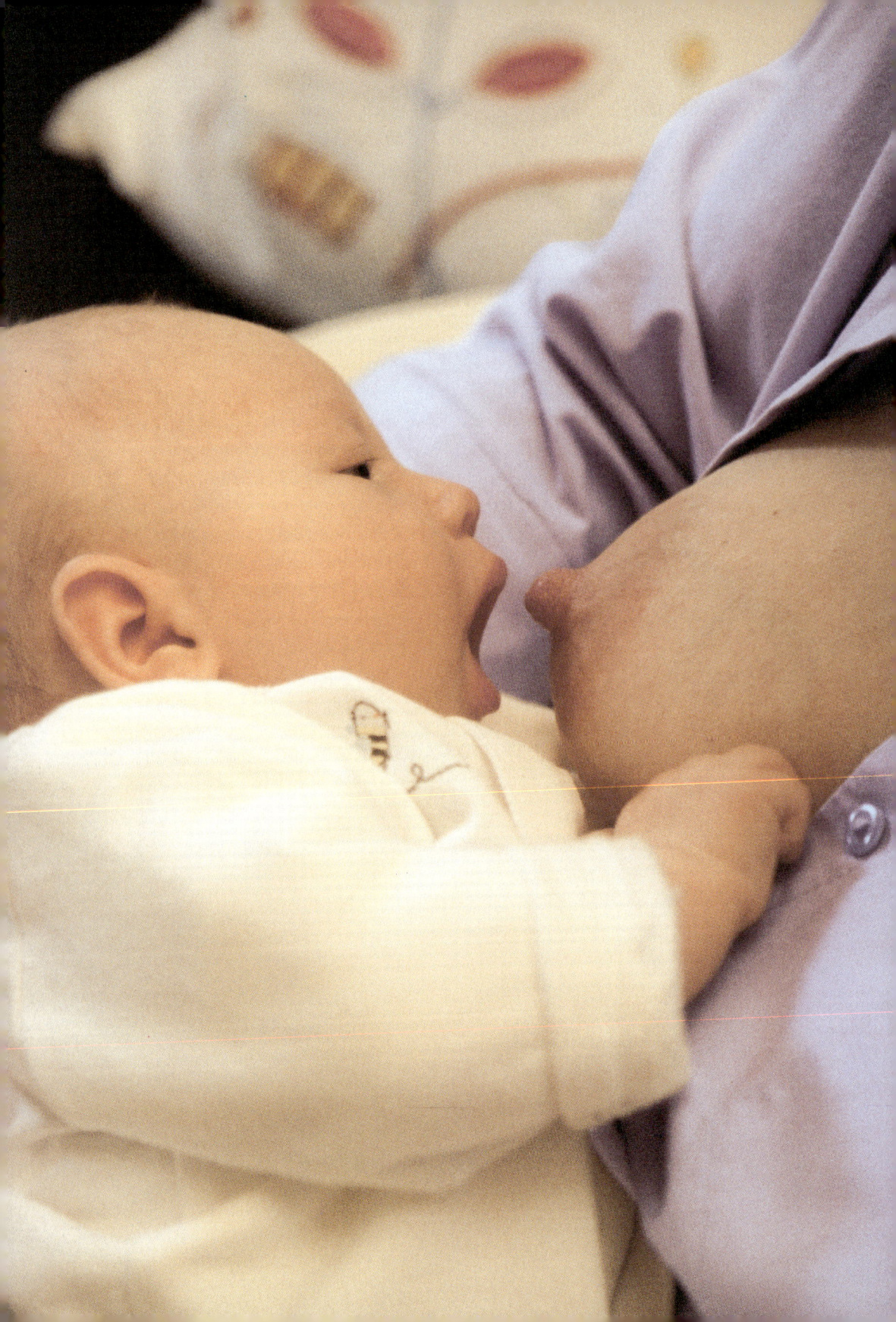

KAPITEL 3 | *Der Stillbeginn – die ersten Stunden mit dem Neugeborenen*

Fragen Nr. 29–49

29. Was ist unter Bonding zu verstehen?

Die ersten Stunden nach der Geburt sind für die meisten Eltern und das Neugeborene von besonderer emotionaler Intensität. Der Sturm ist vorüber, Ruhe breitet sich aus, und wenn Mutter und Kind wohlauf sind, kann für die Eltern jetzt genau das beginnen, was das englische Wort Bonding meint: sich aufeinander einlassen, sich verankern, sich gegenseitig annehmen, sich miteinander verbinden. Mutter und Kind sind nach der Geburt besonders offen dafür, eine tiefe Bindung miteinander einzugehen.

Wenn Sie keine betäubenden Medikamente bekommen haben, sind Sie und Ihr Baby trotz aller vorausgegangenen Anstrengungen hellwach und zum ersten Kontakt bereit. Das Neugeborene liegt jetzt auf Ihrem Bauch und wird mit einem warmen Tuch zugedeckt. Hier kann es ankommen, sich entspannen und ausruhen. Es spürt Ihre Körperwärme, atmet Ihren Geruch ein und ist meistens sehr konzentriert und ruhig. Vermutlich werden Sie staunen, wie intensiv Ihr Baby direkt in Ihre Augen schaut, Ihrer Stimme lauscht und Ihre Berührungen wahrnimmt. Wenn der Vater dabei ist, nimmt er seinerseits ersten Kontakt zu seinem Kind auf. Viele Männer haben in diesen Momenten ebenfalls eine ganz besondere Offenheit für ihr gerade geborenes Kind.

Am günstigsten ist es, wenn Sie in diesen Augenblicken ungestört sind, der Raum etwas abgedunkelt ist und eine ruhige Atmosphäre herrscht. Routinemaßnahmen wie z. B. Wiegen und Messen des Kindes sollten auf die Zeit nach dem ersten Stillversuch verschoben werden.

Vielleicht fühlt sich diese erste Begegnung ganz anders an, als Sie gedacht hätten. Sie haben andere Gefühle erwartet, sind verunsichert oder empfinden nicht das überwältigende «Mutterglück», von dem Ihre Freundin erzählt hat. Das ist ganz normal. Die erste Begegnung mit dem Neugeborenen wird unterschiedlich empfunden und löst genauso unterschiedliche Gefühle aus. Lassen Sie sich viel Zeit, Ihr Baby kennen zu lernen und das Erlebnis der Geburt zu verarbeiten. Vielleicht hilft es Ihnen, mit Ihrem Partner, der Hebamme oder einer anderen Person Ihres Vertrauens über Ihre Gefühle zu sprechen.

Leider gibt es unter oder kurz nach der Geburt immer wieder Situationen, in denen schnell gehandelt werden muss. Möglicherweise sind Komplikationen aufgetreten, das Neugeborene benötigte umgehend medizinische Versorgung, oder es ist zu früh geboren und musste in die Kinderklinik verlegt werden – und Sie hatten gar keine Chance, Ihr Kind kennen zu lernen, geschweige denn zu begrüßen. Statt Ruhe und Gelassenheit herrschten im Kreißsaal Hektik und Stress. Wenn Sie von heftigen Gefühlen der Trauer, Leere, Wut oder Hilflosigkeit überrollt werden, kann es Ihnen ein Trost sein, zu wissen, dass Sie auch zu einem späteren Zeitpunkt eine innige Bindung zu Ihrem Kind aufbauen können. Verzweifeln Sie nicht, und zelebrieren Sie Ihr eigenes Begrüßungsritual, sobald Sie mit Ihrem Baby zusammen sein können. Streicheln Sie Ihr Kind ausgiebig, sprechen Sie mit ihm, singen Sie ihm Lieder und nehmen Sie sich viel Zeit, bei ihm zu sein. Sobald es die Situation erlaubt, können Sie Ihrem Baby Halt und Geborgenheit geben, indem Sie sich viel Körperkontakt und direkten Hautkontakt gönnen.

Die Bedeutsamkeit der ersten Bindungsphase ist inzwischen hinreichend wissenschaftlich belegt. Trotzdem ist es nicht selbstverständlich, dass Ihnen in jedem Kreißsaal diese Zeit nach einer normalen Geburt auch ausreichend gewährt wird. Erkundigen Sie sich während der Kreißsaalbesichtigung, wie diese sensible Phase gestaltet wird.

30. Wann kann das Baby das erste Mal an der Brust trinken?

Etwa eine halbe bis zwei Stunden nach der Geburt sind der Such- und der Saugreflex bei Ihrem Kind besonders stark ausgeprägt und erreichen diese Intensität erst wieder nach 24–48 Stunden. Für Mutter und Kind gestaltet sich der erste Stillversuch am einfachsten, wenn diese günstigen Bedingungen genutzt werden. Andererseits müssen Sie sich nicht starr an diese Zeiten halten, wenn Sie sich kurz nach der Geburt noch nicht bereit fühlen. Sollte das erste Stillen nicht in dieser Zeit geklappt haben, legen Sie Ihr Kind später an, sobald es möglich ist. Die Milchbildung steigert sich, sobald Sie mit dem Stillen beginnen. Nach einem Kaiserschnitt können Sie Ihr Baby stillen, sobald Sie wach sind und sich dazu in der Lage fühlen (s. S. 84).

31. Wie gestaltet sich der erste Stillversuch?

Die meisten Kinder signalisieren innerhalb der ersten beiden Stunden nach der Geburt sehr deutlich, dass sie Lust haben zu trinken: Sie geben z. B. Schmatzlaute von sich, strecken die Zunge heraus, bewegen den Kopf hin und her, rudern mit Armen und Beinen, führen die Hand zum Mund und scheinen nach etwas zu suchen. Vielleicht macht Ihr Kind nun schon Krabbelbewegungen Richtung Brust. Lassen Sie ihm ruhig Zeit, Ihre Brust und Brustwarze zu suchen, an ihr zu lecken und zu riechen. Glücklicherweise hat sich die Brustwarze in der Schwangerschaft etwas dunkler verfärbt, sodass Ihr Kind sie einfacher finden kann.

Viele Neugeborene sind durchaus in der Lage, ohne Hilfe die Brustwarze zu finden und mit dem Trinken zu beginnen, vorausgesetzt, sie sind wach, ihnen wird Zeit gelassen und sie werden während ihrer Suche nicht gestört. Für Kinder ist es eine unglaubliche Leistung und eine elementare Erfahrung, sich erstmals ihre Nahrung allein beschafft zu haben. In der Regel haben sie in der folgenden Stillzeit ein sehr gutes Saugverhalten.

Andere können beim ersten Stillen gut etwas Unterstützung gebrauchen oder sind erst später zur ersten Mahlzeit bereit. Wenn das der Fall ist, beginnen Sie mit dem Anlegeversuch, sobald das Kind suchende Bewegungen zeigt. Die Hebamme kann Ihnen dabei Hilfestellung leisten. Legen Sie sich bequem auf die Seite und lassen Sie Ihr Kind eng an Ihrem Körper, am besten Bauch an Bauch. Das Köpf-

chen befindet sich in Höhe der Brust und ist der Brustwarze zugewandt. Streichen Sie mit der Brustwarze über die Lippen des Kindes und lassen Sie es lecken, schmatzen, schnüffeln und küssen. Es erforscht jetzt erstmals Ihre Brust und sucht nach einer Möglichkeit, an Nahrung heranzukommen. Das kann eine Weile dauern. Wenn es den Mund weit öffnet, ziehen Sie Ihr Baby rasch an sich heran. Vielleicht beginnt es sofort zu trinken, und Sie wundern sich vermutlich über die Saugkraft des Neugeborenen. Wenn es die Brustwarze und einen Teil des Warzenhofes erfasst hat, darf es so lange an der Brust trinken, bis es von allein loslässt. Anschließend können Sie dem Kind auch noch die zweite Brust anbieten.

Lassen Sie Milch- und Speichelreste an der Brustwarze antrocknen, das schützt und pflegt die Haut. Einige Kinder müssen das Trinken erst noch üben, und das Stillen klappt nicht gleich beim ersten Versuch. Bleiben Sie mit Ihrem Baby in engem Hautkontakt und versuchen Sie es später, wenn es bereit ist.

Das Stillen ist ein Lernprozess, und Sie befinden sich jetzt in der Übungsphase. Bis sich alles eingespielt hat, werden möglicherweise noch ein paar Tage vergehen. Nehmen Sie in der nächsten Zeit getrost die Hilfe der Hebamme oder des Pflege-personals in Anspruch, sobald Sie sich unsicher fühlen oder Fragen auftauchen, und haben Sie keine Bedenken, viele Fragen zu stellen.

32. Warum ist das frühe Anlegen so wichtig?

Weil beim ersten Stillen kurz nach der Geburt die Milchproduktion sofort angeregt wird und die Vormilchmenge zunimmt. Saug- und Trinkschwierigkeiten treten seltener auf, wenn das Baby nach der Geburt gut getrunken hat. Es speichert diese positive Erfahrung und kann sie bei den nächsten Mahlzeiten leichter wiederholen.

Die Vormilch sättigt das Neugeborene, ohne seinen kleinen Magen zu belasten, und gibt ihm einen soliden Immunschutz. Sein Stoffwechsel kommt schnell in Gang, und der erste Stuhlgang wird schneller ausgeschieden, was einer Neugeborenengelbsucht vorbeugt (s. S. 53). Die Mutter verliert weniger Blut, weil das Stillhormon Oxytozin ihre Gebärmutter zusammenzieht und die Ablösung der Plazenta beschleunigt. Die Stillhormone helfen der Frau, in ihre Mutterrolle hineinzuwachsen und das Neugeborene anzunehmen.

33. Müssen Babys in den ersten Stunden nach der Geburt im Säuglingszimmer überwacht werden?

Die Kinder schlafen sich nach der ersten Mahlzeit zunächst einmal gründlich aus – und das am liebsten auf dem warmen Bauch der Mutter. Es kann sechs bis acht Stunden dauern, bis sie von allein wach werden oder sanft geweckt werden, um wieder zu trinken. Im Gegensatz dazu sind die meisten Mütter nach der Geburt zwar erschöpft, aber die nächsten Stunden hellwach. An Schlaf ist gar nicht zu denken, und das hat auch seine Bedeutung. Wahrscheinlich werden Sie immer wieder die Erlebnisse der vergangenen Stunden in Gedanken durchleben, ausgiebig Ihr Neugeborenes betrachten und langsam tief in sich begreifen, dass Sie Mutter geworden sind und jetzt ein Kind haben.

Wenn nicht dringende medizinische Gründe dagegen sprechen, bleiben Sie auch nach der Verlegung auf die Wochenstation am besten zusammen in einem Bett; oder das Baby liegt im Kinderbettchen direkt neben Ihrem Bett. Wenn das Kind bei Ihnen ist, können Sie es am besten kennen lernen, seine Mimik und Gestik bewundern, seine Äußerungen interpretieren und schnell auf seine Bedürfnisse reagieren. Ein gemeinsamer Rhythmus wird sich schneller einstellen, wenn Sie Ihr Baby ununterbrochen bei sich haben.

34. Wie kann ich mein Baby stillen, ohne mich zu verspannen?

Grundsätzlich können Sie im Sitzen, Liegen, Stehen oder im Umhergehen und unter verschiedensten Bedingungen Ihr Kind stillen. Eine gute Stillposition kommt Ihnen und Ihrem Kind gleichermaßen zugute: Sie haben es bequem, entspannen sich während der Stillmahlzeit, und Ihr Baby befindet sich in einer Haltung, in der es das Brustgewebe gut erfassen und ungehindert trinken kann. Das erreichen Sie am einfachsten, wenn Sie einige Grundsätze beachten, die für alle Stillpositionen gelten:

Halten Sie bei allen Sitz- und Liegepositionen immer einige Kissen oder ein Stillkissen als Stütze parat und stellen Sie sich ein Getränk in greifbare Nähe, denn möglicherweise bekommen Sie während des Stillens Durst.

Das Baby sollte so liegen oder gehalten werden, dass sein gesamter Körper Ihrem Körper zugewandt ist. Ohr, Schulter und Hüfte Ihres Babys bilden eine Linie, und das Kind kann

Ihre Brust anschauen, ohne den Kopf drehen zu müssen. Der Mund des Kindes befindet sich vor der Brustwarze.

Beim Anlegen führen Sie immer Ihr Baby zur Brust und nicht umgekehrt Ihre Brust zum Kind.

Stützen Sie sich so ab, dass Sie Ihre Schultern und Arme während des Stillens entspannen können.

Da der Unterkiefer des Kindes die stärkste Saugleistung vollbringt, ist es ratsam, von Anfang an die Stillpositionen zu wechseln. So gelangt die Brustwarze immer wieder aus einem anderen Winkel in den kindlichen Mund. Das schont das Brustgewebe und sorgt für eine gleichmäßige Entleerung.

Stillen Sie in der Anfangszeit abwechselnd im Liegen, im Wiegengriff oder im Rückengriff. Wenn das Baby von Anfang an in verschiedenen Positionen optimal angelegt wird, können viele Stillprobleme, wie z. B. wunde Brustwarzen, Milchstau oder Milchmangel, im Vorfeld vermieden werden.

Wenn Sie *im Liegen stillen*, stellen Sie das Bett flach oder legen sich auf eine flache Matratze auf die Seite. Am bequemsten ist es, wenn Sie Ihren Rücken mit dem Stillkissen oder einer gerollten Decke abstützen und unter Ihrem Kopf ein Kopfkissen liegt, sodass Sie Ihr Baby entspannt anschauen können. Ihr Baby liegt

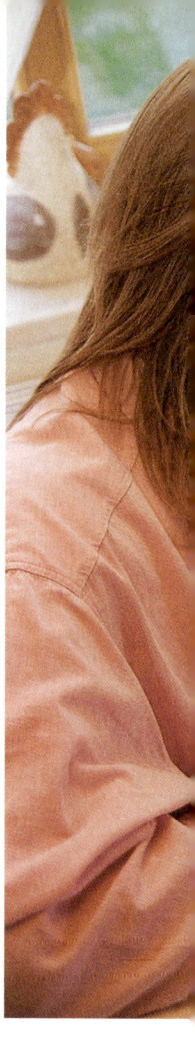

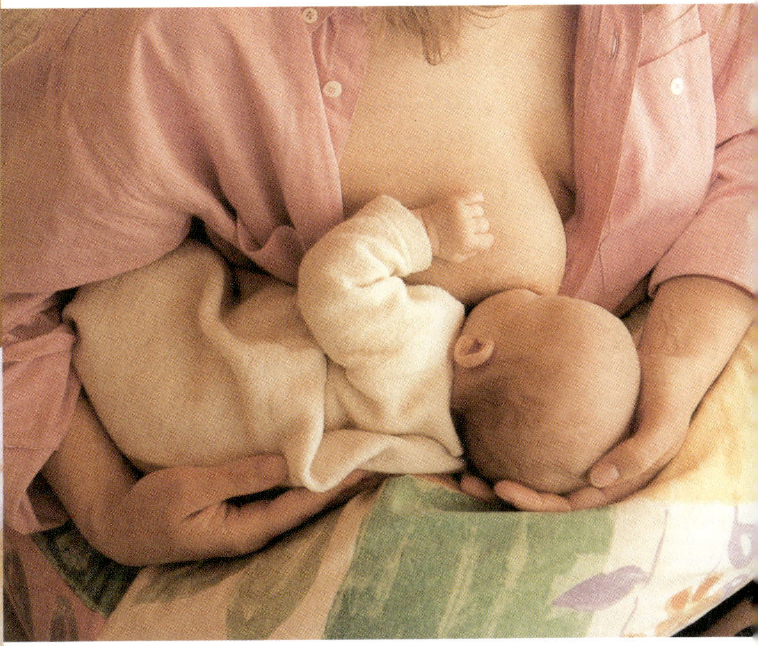

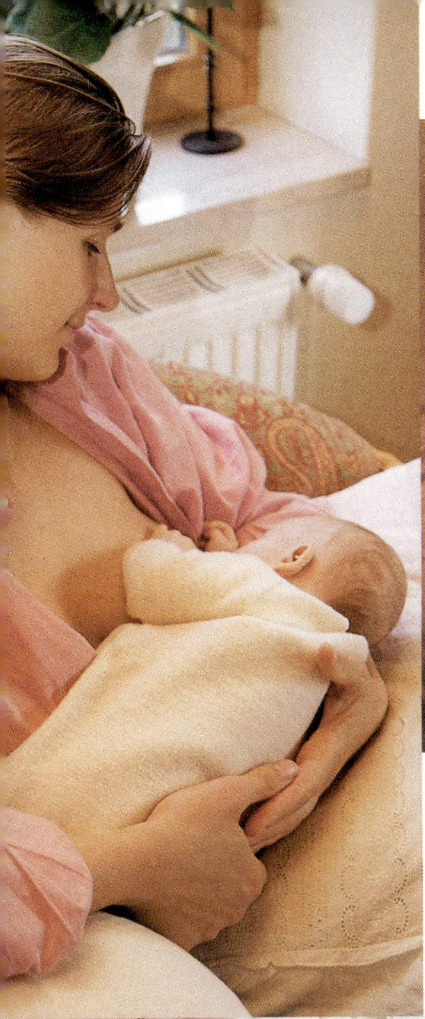

Stillpositionen:
Wiegengriff (links oben)
Rückengriff (oben)
Stillen im Liegen (unten)

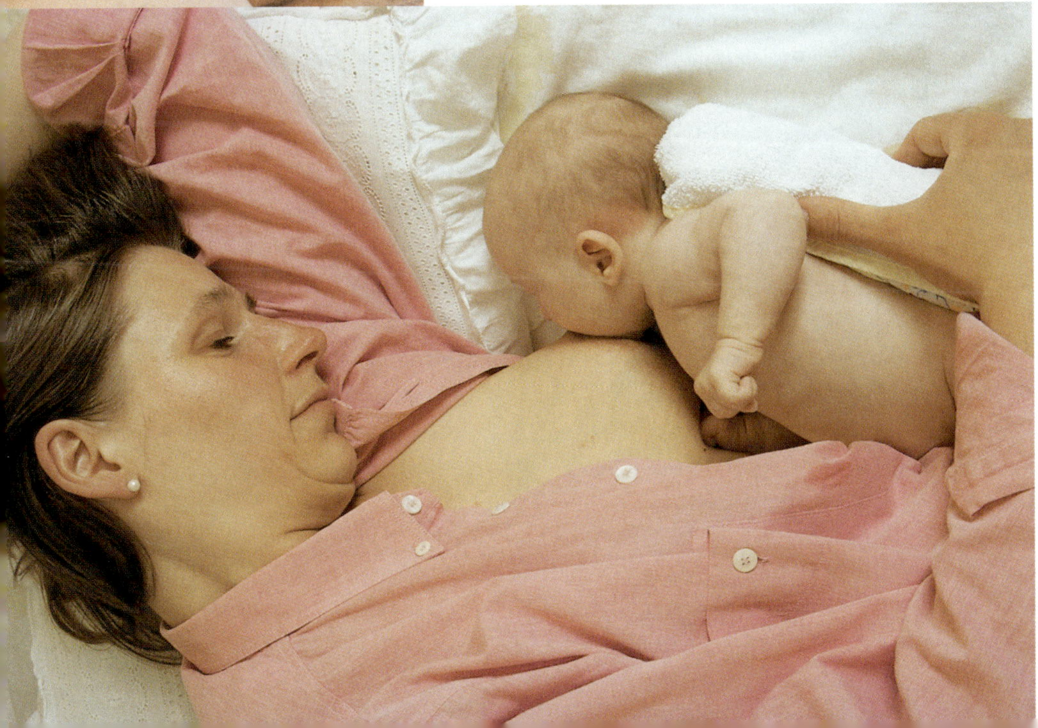

ebenfalls in der Seitenlage nahe an Ihrem Körper, sozusagen «Bauch an Bauch», und der Mund des Kindes befindet sich in Höhe der Brustwarze. Stützen Sie den Rücken Ihres Kindes mit einem zusammengerollten Handtuch oder der Bettdecke, damit es während des Trinkens nicht auf den Rücken rollt.

Beim *Stillen im Sitzen* legen Sie sich ein Kissen hinter den Rücken und ein großes Kissen auf Ihren Schoß, damit Sie Ihr Baby leicht in Höhe der Brustwarze platzieren und Ihren Arm ablegen können. Besonders bequem ist es, wenn Sie Ihre Füße auf eine Fußbank stellen. Sitzen Sie im Bett, empfiehlt sich eine Knierolle. Falls Sie ein Stillkissen haben, legen Sie dieses u-förmig hinter Ihren Rücken und vor den Bauch. Ihr Baby liegt nun entweder in der Seitenlage auf dem Kissen, oder es liegt in Ihrem Arm, mit dem Kopf in Ihrer Armbeuge oder auf dem Unterarm. Auch hier befinden Sie sich «Bauch an Bauch» in engem Kontakt. Ihr Arm wird vom Kissen oder von einer Lehne gestützt. Ihr Oberkörper ist dem Kind zugeneigt. Das ist der so genannte *Wiegengriff*, der am häufigsten zu sehen ist. Der *Rückengriff* ist nicht so geläufig, aber ungemein praktisch und leicht zu handhaben, ganz besonders, wenn Sie große Brüste haben, Ihr Baby sehr klein ist oder Zwillinge gleichzeitig gestillt werden. Wenn Sie im Rücken-

griff die rechte Brust anbieten, «klemmen» Sie sich Ihr Baby unter den rechten Arm. Der Bauch des Kindes liegt eng an Ihrer rechten Seite, und die Beine zeigen nach hinten. Kopf und Po des Kindes befinden sich in gleicher Höhe, und Ohr, Schulter und Hüfte liegen in einer Linie. Der Kopf ruht in Höhe der Brustwarze in Ihrer rechten Hand. Stützen Sie Ihren Arm und die Hand mit Kissen ab, damit Ihnen das Kind nicht wegrutscht und der Arm entspannt liegen kann. Mit der linken Hand bieten Sie dem Baby die Brust im C-Griff an (s. nächste Frage).

35. Wie saugt das Baby an der Brust, ohne die Brustwarze zu verletzen?

Beim wirkungsvollen Saugen wendet das Kind einen ganz eigenen Mechanismus an, um an die begehrte Milch zu kommen. Diese befindet sich in den Milchseen, ca. 2 – 3 cm hinter der Brustwarze, und genau diesen Bereich muss das Kind beim Trinken auch erreichen. Wenn es lediglich an der Brustwarze nuckelt, bekommt es nicht genug Milch, wird hektisch und verletzt zudem mit der verhältnismäßig rauen Zunge die Brustwarze. In diesem Fall nehmen Sie das Baby von der Brust und legen es erneut an.

Dazu schieben Sie Ihren kleinen Finger in den Mundwinkel des Kindes und lösen damit den Unterdruck.

Vielleicht ändern Sie auch noch einmal die Anlegeposition, um dem Kind ein leichtes Erfassen des Brustgewebes zu ermöglichen.

Wenn Sie bereit sind, bieten Sie Ihrem Kind die Brust am besten mit dem *C-Griff* an: Hierbei unterstützen Sie die Brust von unten mit Ihren Fingern und legen den Daumen oben sanft auf. Daumen und Finger sind weit vom Warzenvorhof entfernt und bleiben auch dort. Es geht nicht darum, dass Sie dem Baby die Brustwarze in den Mund schieben oder stecken; es soll eigenständig die Brustwarze und das umgebende Gewebe erfassen. Heben Sie die Brust ein wenig an, sodass die Brustwarze etwas nach vorn kommt und leicht nach oben zeigt. Streicheln Sie jetzt die Lippen Ihres Kindes mit der Brustwarze, damit es zu suchen beginnt.

Einige Kinder ergreifen sofort das Brustgewebe und trinken, als hätten sie nie etwas anderes getan. Andere leben ausführlich ihren Suchreflex aus, lecken und küssen und bewegen den Kopf vor und zurück. Das kann eine Weile dauern und ist ganz normal. Wenn Ihr Baby irgendwann den Mund weit öffnet und die Zunge unten über der unteren Zahnleiste liegt, ziehen Sie es mit einer raschen und gezielten Bewegung an Ihre

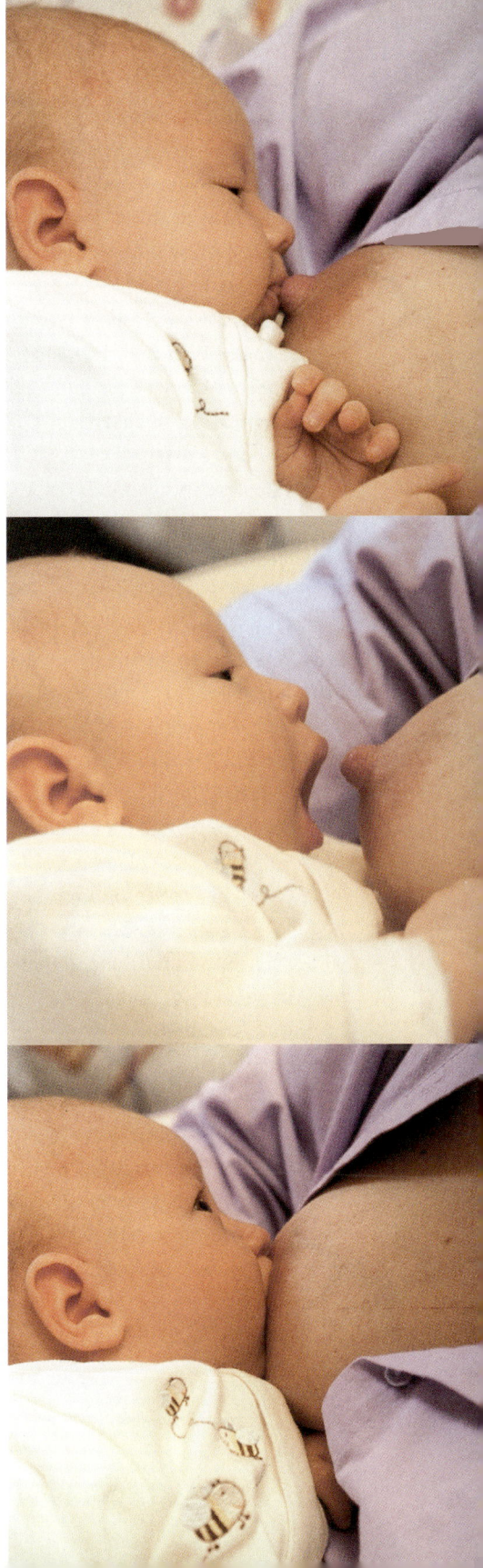

Brust, sodass es die Brustwarze und einen Teil des umliegenden Gewebes erfasst. Es hat sozusagen «den ganzen Mund voller Brust», und die Lippen sind nach außen gestülpt. Durch den Lippenschluss baut sich beim Saugen ein Vakuum auf, das den Milchfluss begünstigt. Das Kind hat jetzt Pausbacken, und Nase und Kinn berühren leicht die Brust. Falls die Nase im Brustgewebe versinkt, ziehen Sie einfach den Po des Kindes näher an sich heran. Jetzt kann das Kind frei atmen.

Die Zunge und der Unterkiefer spielen beim Saugen eine Hauptrolle. Sie drücken das gesamte Gewebe an den Gaumen, wobei sich die elastische Brustwarze verlängert und ihre Spitze den Saugreflexpunkt erreicht und stimuliert.

Beim Saugen pressen die Kieferleisten die Milchseen zusammen, die Zunge streift mit wellenförmigen Bewegungen die Milch aus ihnen in den vorderen Rachenraum. Hat sich dort Milch angesammelt, schluckt Ihr Kind hörbar. Das rhythmische Saugen und Schlucken wiederholt sich, die Bewegungen setzen sich bis zum Ohr fort. Während des gesamten Saugvorgangs wird die Brustwarze tief im Mund gehalten und ist nicht von außen sichtbar. Sie spüren das kraftvolle Saugen stark, es sollte jedoch nicht schmerzhaft sein.

Die meisten Kinder legen zwischendurch kleine Pausen ein. Warten Sie einfach gelassen ab, bis das Baby weitersaugt. Die Mahlzeit ist beendet, wenn das Baby die Brustwarze loslässt.

36. Woran erkenne ich, dass das Baby falsch saugt?

Falsches Saugen kann sehr leicht zu wunden Brustwarzen und Milchmangel führen. Wenn Sie Anzeichen erkennen, unterbrechen Sie kurz die Mahlzeit und legen das Baby wieder neu an. Meistens hilft es, die Lage des Kindes zu verbessern (s. S. 42). Falsches Saugen erkennen Sie an folgenden Merkmalen:

- Das Baby hat nur die Brustwarze im Mund und bearbeitet diese mit der Zunge, den Lippen und den Zahnleisten. Nase und Kinn sind weit vom Brustgewebe entfernt.
- Die Lippen sind nach innen eingekniffen statt nach außen gestülpt, oder die Lippen sind gespitzt wie zu einem Küsschen.
- Die Wangen des Kindes sind beim Trinken eingezogen, als würde es aus einem Strohhalm trinken.
- Beim Saugen entstehen laute Schnalz- oder Klickgeräusche.
- Das Saugen verursacht auch noch nach dem Antrinken Schmerzen an der Brustwarze.

37. Reicht die Vormilch in den ersten Lebenstagen?

Der unvergleichliche Wert und die Menge der Vormilch (Kolostrum) werden auch heute noch häufig unterschätzt. Kolostrum soll angeblich nicht ausreichen, nicht sättigen oder schlimmstenfalls gar nicht da sein. Weit gefehlt: Die Vormilch ist ein unnachahmliches Nahrungsmittelkonzentrat, das Ihrem Kind in kleinen Mengen zur Verfügung steht. Die Menge steigert sich von Tag zu Tag, wenn das Baby häufig an der Brust trinkt, auch wenn Sie keine Veränderungen in Ihrer Brust spüren.

In den ersten Lebenstagen ist es ganz normal und sinnvoll, dass das Baby acht- bis zwölfmal nach der Brust verlangt. Das heißt nicht, dass Sie zu wenig Milch haben. Der kindliche Verdauungstrakt kann sich mit vielen kleinen Milchmengen gut an seine Aufgabe gewöhnen, und häufiges Stillen fördert die Milchbildung.

Ihr Baby sollte vom ersten Tag an ausschließlich Muttermilch trinken. Es ist nur sehr selten aus medizinischer Sicht notwendig, andere Flüssigkeiten zuzufüttern.

38. Wie lange darf das Baby an der Brust saugen?

Über die Dauer einer Stillmahlzeit lassen sich keine festen Aussagen machen, da Kinder ganz unterschiedlich trinken und Mütter unterschiedlich schnell oder langsam die Milch abgeben.

Einige Kinder trinken konzentriert und zügig, andere sind genießerisch und machen viele Pausen. Mit dem Trinken stillt das Kind nicht nur Hunger und Durst, sondern befriedigt auch sein Saug- und Nähebedürfnis.

Wenn das Baby gut angelegt ist und wirkungsvoll saugt, bestimmt es selbst die Dauer einer Mahlzeit und darf so lange trinken, bis es die Brustwarze von allein loslässt.

Bei manchen Müttern verläuft die Milchabgabe langsamer, dann dauert die Mahlzeit länger. Achten Sie beim Stillen nicht auf die Uhr, sondern beobachten Sie das Trinkverhalten Ihres Kindes.

Wahrscheinlich macht es anfangs kurze und schnelle Saugbewegungen, um den Milchfluss anzuregen. Sobald die Milch fließt, geht es zu tieferen Zügen über und schluckt nach jeweils ein bis zwei Saugbewegungen. Zwischendurch legt es vielleicht immer wieder kleine Pausen ein, bis diese schließlich immer länger werden, das Baby kein Interesse mehr zeigt oder schläfrig wird und die Brust loslässt. Das kann nach sechs Minuten der Fall sein oder erst nach einer halben Stunde.

Sollte Ihr Baby beim Stillen eingeschlafen sein, nehmen Sie es von der Brust, indem Sie Ihren kleinen Finger in den Mundwinkel schieben und das Vakuum lösen. Falls Ihre Brustwarzen empfindlich sind, können Sie das Baby von der Brust lösen, sobald es nur noch nuckelt.

Geben Sie Ihrem Kind die Gelegenheit aufzustoßen und bieten Sie ihm die andere Brust an, bis es von selbst die Mahlzeit beendet. Falls es satt ist und an der zweiten Seite nicht mehr trinken will, legen Sie diese Seite bei der nächsten Mahlzeit zuerst an.

Vielleicht haben Sie gehört, dass Säuglinge bei den ersten Mahlzeiten zur Schonung der Brustwarzen nur drei bis fünf Minuten an jeder Brust trinken sollen. Diese Empfehlung ist nicht sinnvoll und kann den Stillbeginn erheblich erschweren. In den ersten Tagen ist es ganz normal, wenn der Milchspendereflex erst nach einigen Minuten (manchmal erst nach zehn Minuten) ausgelöst wird. Nehmen Sie das Baby zu früh von der Brust, trinkt es nur die durstlöschende Vordermilch und kommt nicht in den Genuss der kalorienreichen Hintermilch (s. S. 50). Es wird dann nicht satt und möchte nach kurzer Zeit wieder gestillt werden. Außerdem werden durch die Begrenzung der Saugzeit die Nervenleitungen von der Brustwarze zu Ihrem Gehirn unzureichend stimuliert. Folglich wird zu wenig Milch gebildet.

Sollte die reine Trinkzeit bei einer Mahlzeit jedoch regelmäßig eine Stunde überschreiten, überprüfen Sie noch einmal, ob Ihr Kind gut angelegt ist und richtig saugt (s. S. 42). Bei Gedeihstörungen Ihres Kindes muss eventuell die Trinkdauer verlängert werden. In beiden Fällen sollten Sie die Hilfe einer Hebamme oder Stillexpertin in Anspruch nehmen, die sich den Verlauf einer Mahlzeit anschaut und Sie beraten kann.

39. Wie häufig soll ich mein Baby stillen?

Grundsätzlich darf Ihr gesundes Baby nach seinem Bedarf gestillt werden. Das heißt, es darf so häufig trinken, wie es möchte, und so lange, bis es satt ist – nach der Grundregel: Die Nachfrage regelt das Angebot.

Wenn das Baby häufig trinkt, steigert sich die Milchmenge; wenn es selten trinkt oder einzelne Mahlzeiten durch andere Nahrung ersetzt werden, nimmt die Milchmenge ab.

In den ersten Lebenstagen ist es völlig normal und gewünscht, wenn Ihr Baby seinen Bedarf häufig anmeldet.

Gewöhnlich trinkt ein gestilltes Neugeborenes am ersten Lebenstag nur drei oder vier Mahlzeiten, sollte sich aber in den nächsten Tagen auf wenigstens sechs, eher acht bis zwölf Muttermilchmahlzeiten in 24 Stunden steigern.

Muttermilch wird schneller verdaut als künstliche Säuglingsnahrung, und der Energiebedarf eines Säuglings ist groß. Im Laufe der ersten Wochen vergrößern sich meistens die Abstände zwischen den Stillmahlzeiten, und die Dauer einer Mahlzeit kann sich verkürzen.

Es ist normal, dass sich der Stillrhythmus immer wieder verändert. Viele Kinder melden alle zweieinhalb bis drei Stunden ihren Hunger an, anderen reichen auch größere Abstände. Einige Kinder legen nachts längere Pausen ein, andere benötigen regelmäßige Nachtmahlzeiten.

Zwischenzeitlich kann es immer wieder Tage geben, an denen Ihr Baby häufiger als gewohnt nach der Brust verlangt, um die Milchmenge zu steigern. Dann hat es wahrscheinlich einen Wachstumsschub (s. S. 64).

Manchmal trinken Kinder in kurzen Abständen mehrere Mahlzeiten, um dann erst eine längere Pause einzulegen. Das ist auch normal und

kein Anzeichen für einen Milchmangel. Wechseln Sie immer wieder die Seiten und lassen Sie Ihr Baby so lange trinken, bis es von allein die Brustwarze loslässt.

Vielleicht klingt Ihnen auch noch die alte Regel des Vier-Stunden-Rhythmus im Ohr, die eine Erfindung der Säuglingsnahrungsindustrie war, um Kinder nicht mit der schwer verdaulichen Nahrung zu überfüttern. Lassen Sie sich nicht verunsichern, wenn Sie immer wieder danach gefragt werden, ob Ihr Kind schon diesen Rhythmus hat. Eng verbunden mit dem Gebot, Kinder nur alle vier Stunden zu füttern, war die zweite unsinnige Regel: Kinder schreien zu lassen, um ihnen einen Rhythmus beizubringen. Heute wissen wir, dass diese Regeln das Stillen behindern oder verhindern und die seelische Entwicklung von Kindern empfindlich stören.

Mutter und Kind haben eigene Rhythmen, die sich meistens schnell aufeinander einspielen. Kinder gewinnen Vertrauen ins Leben, wenn Ihre Signale gehört und ernst genommen werden.

In einigen Situationen muss von der oben beschriebenen Grundregel abgewichen werden, um eine ausreichende Ernährung des Kindes sicherzustellen. Diese Kinder sind noch nicht in der Lage, ihren Bedarf selbst zu regulieren, und benötigen vorübergehend Unterstützung. Das gilt z. B. für Frühgeborene oder für trinkschwache, schläfrige Kinder mit mangelnder Gewichtszunahme oder für Kinder mit ausgeprägter Neugeborenengelbsucht. Sie müssen dann zu den Mahlzeiten regelmäßig geweckt werden, um ein gesundes Gedeihen zu gewährleisten.

Stillen nach Bedarf behält auch den mütterlichen Bedarf im Auge. Falls Ihre Brust sehr voll ist und schmerzt, dürfen Sie gern Ihr Baby zum Trinken wecken. Es kann nämlich am effektivsten für Entspannung sorgen. Das Stillen ist immer ein Zusammenspiel, bei dem Ihre Bedürfnisse und die Bedürfnisse Ihres Kindes die Regeln bestimmen.

40. Wie kann ich erkennen, dass mein Baby Hunger hat?

Wenn Sie Ihr Kind von Anfang an Tag und Nacht bei sich haben, werden Sie sehr bald herausfinden, wann es Hunger hat. Es muss gar nicht erst nervös werden und laut schreien, sondern Sie können bei den ersten Hungerzeichen sofort reagieren und es in Ruhe anlegen. Wenn Sie beobachten, dass Ihr Baby den Kopf hin- und herdreht, die Hand oder Faust zum Mund führt und Saugbewegungen macht, schmatzende Laute von

sich gibt, die Zunge über die Unterlippe streckt, die Stirn runzelt und insgesamt einen unruhigen und suchenden Eindruck macht, können Sie davon ausgehen, dass es trinken möchte. Es ist nicht immer ganz einfach, die verschiedenen Äußerungen des Kindes sofort richtig zu interpretieren.

Wenn Ihr Baby weint, heißt das auf keinen Fall automatisch, dass es trinken möchte. Es äußert auch alle anderen Bedürfnisse mit seiner Stimme (s. S. 67).

41. Ist die Muttermilch denn sättigend?

Muttermilch ist sättigend, wenn das Baby von Anfang an seinem Bedarf entsprechend ausreichend lange und häufig trinken darf. Während einer Mahlzeit verändert sich die Zusammensetzung der Muttermilch, damit Ihr Kind beim Trinken Hunger und Durst stillen kann. Am Anfang trinkt es die Milch, die sich zwischen den Mahlzeiten in dem Reservoir der Milchseen gesammelt hat. Diese Milch ist sehr wässrig, relativ kalorienarm und durstlöschend und wird Vordermilch genannt (nicht zu verwechseln mit Vormilch). Das Saugen des Kindes bewirkt nach wenigen Minuten den Milchspendereflex, und die fett- und kalorienreiche, sättigende Hintermilch aus den Milchbläschen der Drüsenläppchen erreicht die Milchseen. Ihr Baby trinkt jetzt ruhiger und in tiefen Zügen, bis es von allein die Mahlzeit beendet. Da der Milchspendereflex in beiden Brüsten gleichzeitig und mehrmals während einer Mahlzeit ausgelöst wird, vermischen sich in der nicht gestillten Brust Vorder- und Hintermilch. Das Baby bekommt noch eine sättigende Nachspeise, wenn es auch noch an der zweiten Seite trinkt. Das ist aber nicht zwingend notwendig, denn einigen Kindern reicht die Mahlzeit an einer Brust. Solange diese Kinder zufrieden sind und gut gedeihen, ist es völlig in Ordnung, wenn sie nur eine Brust pro Mahlzeit trinken. Vertrauen Sie Ihrem Kind, es regelt seinen Bedarf allein.

42. Warum zieht es in meinem Bauch, wenn ich mein Baby stille?

Wenn das Kind an der Brust saugt, gelangt über Nervenreize ein Impuls zum Gehirn der Mutter. In der Folge wird das Hormon Oxytozin in die mütterliche Blutbahn ausgeschüttet. Es ist ein Kontraktionsmittel, das gleichzeitig auf die Muskelfasern der milchbildenden Zellen der Brustdrüse und die Muskulatur der Gebärmutter wirkt. In der Brust wird nun der Milchspendereflex ausgelöst, und die Milch beginnt zu fließen (s. S. 19 ff.).

In der Gebärmutter fördern die Kontraktionen die zügige Lösung des Mutterkuchens (Plazenta) nach der Geburt, den ungehinderten Abfluss des Wochenflusses und eine schnelle Rückbildung. In den ersten drei Tagen sind diese Nachwehen oder Stillwehen häufig während oder kurz nach der Stillmahlzeit zu spüren, ganz besonders, wenn schon Schwangerschaften vorausgegangen sind.

43. Warum bekommen einige Kinder eine Neugeborenengelbsucht?

Nahezu jedes dritte Neugeborene zeigt Anzeichen einer normalen, physiologischen Neugeborenengelbsucht, die keine Krankheit ist und keiner speziellen Behandlung bedarf. Sie wird zwischen dem zweiten und vierten Lebenstag leicht sichtbar und klingt bis zum zehnten Tag wieder ab.

Die Ursache: Alle Kinder haben im Mutterleib wesentlich mehr rote Blutkörperchen, als sie nach der Geburt für ihre Sauerstoffversorgung über die Lungen benötigen. Der Überschuss wird in den ersten Lebenstagen abgebaut, wobei der gelbe Farbstoff Bilirubin entsteht, der in der

Leber abgebaut und größtenteils über den Darm ausgeschieden wird. Für diesen Prozess benötigt das Baby Eiweiß und Kalorien – beides ist in der Vormilch reichlich vorhanden. Für die Bilirubinausscheidung ist es wichtig, dass das Baby möglichst zügig den ersten schwarzen Stuhlgang, der auch Kindspech oder Mekonium genannt wird, absetzt.

Mekonium enthält größere Mengen Bilirubin, das sich schon in der Schwangerschaft angesammelt hat. Wenn Mekonium nicht zügig ausgeschieden wird, kann das darin befindliche Bilirubin wieder zurück in den Blutkreislauf gelangen und die Werte im Blut erhöhen.

Der Abbauprozess verläuft bei vielen Neugeborenen unmerklich, anderen ist er deutlich anzusehen: Die Haut und besonders die Augen färben sich gelblich. Nimmt die Gelbfärbung zu, werden die Blutwerte mittels einer Blutentnahme ermittelt.

Sollten die Bilirubinwerte einen bestimmten Grenzwert erreichen, benötigt Ihr Baby vorübergehend eine Fototherapie, um mögliche Gehirnschäden bei sehr hohen Bilirubinwerten zu verhindern. Dabei wird das Kind über mehrere Stunden mit einem speziellen Licht bestrahlt, das den Abbau und die Ausscheidung des Bilirubins beschleunigt. Am günstigsten ist es, wenn Sie während der Bestrahlung mit Ihrem Baby zusammenbleiben können, was aber nicht überall möglich ist. Einige Kliniken haben ein so genanntes BiliBed. Dabei liegt das Kind auf einer lichtdurchlässigen Unterlage im Säuglingsbett in Ihrem Zimmer. Manchmal wird die Fototherapie-lampe über dem Bett der Mutter platziert. Möglicherweise muss die Lichtbestrahlung in einem anderen Raum oder in der Kinderklinik im Wärmebett oder Inkubator durchgeführt werden.

Sie können Ihrem Kind helfen, indem Sie viel bei ihm bleiben und es häufig anlegen. Zum Stillen nehmen Sie Ihr Baby aus dem Bett und entfernen den Augenschutz, den es unter der Lampe tragen muss. Die Unterbrechungen der Bestrahlung während der Stillmahlzeiten schaden Ihrem Kind nicht. Im Gegenteil: Der Körperkontakt, Ihre Gegenwart, Wärme und Ihre Milch unterstützen Sie und Ihr Kind und beschleunigen den Therapieerfolg.

Hohe Bilirubinwerte können Ihr Baby schläfrig und trinkfaul machen, sodass Sie es zum Stillen tagsüber alle zwei Stunden wecken müssen. Sollte Ihr Baby trotz aller Bemühungen nicht ausreichend an der Brust trinken, drücken oder pumpen Sie die Muttermilch ab und füttern diese mit einem Löffel, Becher oder dem Finger-Feeder (s. S. 106).

In seltenen Fällen entwickeln Kinder eine so genannte Muttermilchgelbsucht, die vermutlich durch einen bestimmten Stoff in der Muttermilch ausgelöst wird. Der Bilirubinanstieg ist erst nach der ersten bis dritten Woche zu beobachten, und die Werte nehmen im Laufe der nächsten Wochen langsam ab. In der Regel können Sie ganz normal weiterstillen, wenn andere Ursachen für den Bilirubinanstieg ausgeschlossen wurden.

44. Was kann ich tun, um einer Neugeborenengelbsucht vorzubeugen?

Legen Sie Ihr Baby nach der Geburt so früh wie möglich das erste Mal an und bleiben Sie so lange wie möglich zusammen in einem Bett. Das erleichtert ihm die Anpassung an das Leben außerhalb der Gebärmutter. Der enge Hautkontakt wärmt Ihr Kind, Atmung und Herzschlag stabilisieren sich, und Umstellungs- und Stoffwechselprozesse kommen schneller in Gang. Stillen Sie Ihr Baby nach Bedarf, aber wenigstens sechsmal in 24 Stunden und geben Sie ihm keine anderen Flüssigkeiten, es sei denn auf ärztliche Anordnung.

Häufiges Stillen regt die Milchbildung an und fördert die Verdauung und rasche Ausscheidung des bilirubinhaltigen Mekoniums. Es versorgt Ihr Kind mit Flüssigkeit, Kalorien und Eiweiß, das für den Abbauprozess dringend benötigt wird.

Achten Sie darauf, dass Ihr Baby am gesamten Körper immer warm ist. Hände oder Füße dürfen nicht kalt sein, sonst muss es viele Kalorien verschwenden, um seine Körpertemperatur zu halten. Diese Energie könnte es aber auch zur Bilirubinausscheidung nutzen. Ein warmes Getreide- oder Kirschkernsäckchen, ein dünnes Baumwoll- oder Seidenmützchen, ein Body aus Wolle oder die Umhüllung mit einer Wolldecke können da Abhilfe schaffen. Die Wärmeregulation funktioniert am besten, wenn Sie Ihr Kind mit ins Bett nehmen und an Ihrem Körper konstant warm halten.

Legen Sie sich mit Ihrem Kind ans Fenster oder stellen sein Bettchen ans helle Tageslicht, wenn es darin schläft. Direkte Sonnenbestrahlung müssen Sie allerdings vermeiden.

45. Braucht mein Baby nach dem Stillen noch Tee oder andere Flüssigkeiten?

Gesunde, reife Neugeborene können ihren Hunger und Durst ausschließlich mit Muttermilch stillen – und das von Anfang an.

Bis vor kurzem war es üblich, Neugeborenen in den ersten Lebenstagen routinemäßig Traubenzuckerlösung (Glukose) oder Tee zuzufüttern, in der Annahme, das fördere ihre Umstellungs- und Ausscheidungsprozesse. Es ist bewiesen, dass das Gegenteil der Fall ist: Glukoselösungen wirken stopfend und verlängern die Mekoniumausscheidung, was die Entstehung einer Neugeborenengelbsucht begünstigt. Der Bilirubinabbau wird nicht durch Glukose, sondern durch Eiweiß begünstigt – und das ist in der Muttermilch (s. S. 52). Zusätzliche Flüssigkeitsmengen können den kindlichen Magen belasten, der auf kleine Muttermilchmengen eingestellt ist. Außerdem besteht die Gefahr, dass Ihr Kind seltener an der Brust trinkt und die Milchbildung nicht optimal in Gang kommt.

Wenn das Baby häufig trinken möchte, ist das völlig in Ordnung und kein Zeichen dafür, dass Sie zu wenig Milch haben und andere Flüssigkeiten zufüttern müssen. Und: Ihr Baby regt durch häufiges Saugen Ihre Milchbildung an. Diesen Kreislauf sollten Sie auf keinen Fall durch andere Flüssigkeitsangebote stören. Vertrauen Sie diesem Regelkreis, den die Natur eingerichtet hat. Auch an heißen Sommertagen ist das Zufüttern von Flüssigkeiten nicht nötig. Wenn das Kind mehr Durst verspürt, wird es häufiger an der Brust trinken wollen.

Achten Sie auf Ihren eigenen vermehrten Flüssigkeitsbedarf!

Wenn Sie aus medizinischen Gründen Muttermilch oder andere Flüssigkeiten zufüttern müssen, sollten Sie in den ersten vier bis sechs Lebenswochen statt der Flasche einen Löffel, Becher, eine Spritze mit speziellem Aufsatz oder ein Brusternährungsset benutzen, um eine Saugverwirrung zu vermeiden (s. S. 106). Diese Fütterungsmethoden sollten Sie sich von der Hebamme, den Pflegekräften oder einer Stillexpertin zeigen lassen.

46. Was ist eine Saugverwirrung?

Das Trinken an der Brust müssen einige Kinder erst lernen und oft wiederholen, um es sicher zu beherrschen. Wenn sie zur Nahrungsaufnahme ausnahmslos die Brust erleben, werden sie bald sicher wissen, welche «Saugtechnik» zum Erfolg führt.

Das Trinken aus der Flasche erfordert eine völlig andere Technik: Die Kiefermuskulatur wird weniger eingesetzt, der Mund muss sich nicht weit öffnen, und die Zunge befindet sich in einer völlig anderen Position: Sie liegt hinter der unteren Zahnleiste und drückt den Flaschensauger gegen den Gaumen.

Babys können sich schnell an diese Trinktechnik gewöhnen und wissen nicht mehr, wie sie an der Brust saugen müssen. Sie versuchen, wie an einem Flaschensauger oder Schnuller an der Brustwarze zu saugen. Sie öffnen den Mund nicht weit genug, kauen mit ihren Zahnleisten auf der Brustwarze und stoßen mit der Zunge gegen sie. In diesem Fall wird von einer Saugverwirrung gesprochen, die auch vom Schnuller oder von einem Stillhütchen ausgelöst werden kann. In der Folge erhält das Baby zu wenig Milch, und die Brustwarzen können wund werden.

Einige Kinder wechseln ganz problemlos von der einen zur anderen Saugtechnik, anderen gelingt das nicht. Erforschen Sie selbst mit einem kleinen Versuch die unterschiedlichen Saugmechanismen: Wenn Sie am ersten Fingerglied Ihres Mittelfingers saugen, imitieren Sie das Saugen an Flasche und Schnuller. Das Saugen an der Brust können Sie nachvollziehen, indem Sie den Mund weit öffnen und versuchen, an Ihrem Unterarm zu saugen. Sie werden den Unterschied deutlich feststellen.

Um einer möglichen Saugverwirrung aus dem Weg zu gehen, sollten Stillkinder in den ersten vier bis sechs Wochen keinen Schnuller, keinen Flaschensauger und möglichst auch kein Stillhütchen in den Mund bekommen.

Wenn das Baby saugverwirrt ist, kann es mit Hilfe eines Trainings wieder an die Brust zurückgeführt werden. Lassen Sie sich diese Methode von einer Hebamme oder Stillexpertin zeigen.

47. Soll mein Baby auch nachts gestillt werden?

Das Stillen nach Bedarf bezieht sich auf Tag und Nacht. Sollte Ihr Baby zu den wenigen zählen, die von Anfang an längere Nachtpausen einlegen und trotzdem bestens gedeihen, müssen Sie es nicht wecken. Die meisten Neugeborenen haben allerdings in den ersten Lebenswochen rund um die Uhr etwa alle zwei bis vier Stunden das Bedürfnis zu trinken. Sie nehmen dabei in den Abend- und Nachtstunden genauso viel Nahrung zu sich wie in den Tagesstunden.

Das nächtliche Stillen hat für die Anregung und Aufrechterhaltung der Milchbildung eine ebenso große Bedeutung wie das Stillen am Tag. Zudem ist der Spiegel des Milchbildungshormons Prolaktin in der Nacht erhöht, und das hat zwei Vorteile: Die Milchbildung wird angeregt, und die Mutter kann nach der Mahlzeit schnell wieder einschlafen. Prolaktin wirkt nämlich beruhigend und ausgleichend.

Am besten ist es, wenn Sie Ihr Kind auch nachts bei sich haben und es nicht erst gebracht oder geholt werden muss. Schlafen Sie mit Ihrem Kind in einem Bett, muss sichergestellt sein, dass es nicht herausfallen kann. Falls Ihr Baby die ersten Nächte im Säuglingszimmer verbringt, sollten Sie sich auf jeden Fall zum Stillen wecken lassen, sobald es sich meldet. Wenn Sie zu Hause sind, sollte Ihr Baby die erste Zeit in Ihrem Schlafzimmer übernachten.

Einige Eltern genießen die nächtliche Nähe des Babys im gemeinsamen Bett, andere schlafen besser, wenn das Körbchen neben dem Schlafplatz der Mutter steht. Das Baby sollte zum Schlafen auf jeden Fall auf dem Rücken liegen, und sein Gesicht muss immer frei sein. Stellen Sie sich schon am Abend etwas zu Trinken ans Bett. Sie müssen das Baby in der Nacht nicht bei jeder Mahlzeit wickeln, und wenn es beim Stillen einschläft, lassen Sie es besser schlafen und verzichten auf das «Bäuerchen» (s. S. 63). Benötigen Sie anfangs noch Licht, ist gedämpfte Beleuchtung sehr zu empfehlen. Sehr schön ist das rötliche Licht einer Salzkristalllampe (Baumarkt / Edelsteinladen), die außerdem noch das Raumklima verbessert.

Viele Kinder verlängern im Laufe der ersten Lebenswochen ihre Nachtpausen ganz von allein. Wahrscheinlich ist Ihre Brust in diesem Fall erst einmal sehr voll. Sie können dann etwas Muttermilch von Hand entleeren und den Druck entlasten (s. S. 103).

48. Wie kann ich mir beim Milcheinschuss helfen?

Etwa am dritten Lebenstag Ihres Kindes verändern sich Zusammensetzung und Aussehen der Muttermilch: Die Milchmenge nimmt zu und passt sich dem Mehrbedarf des Babys an. Diese Vorgänge mit «Milcheinschuss» zu bezeichnen ist eigentlich falsch, da die Milch ja von Anfang an vorhanden ist – Milchumstellung wäre ein passenderer Ausdruck. Bei einigen Frauen verläuft dieser Prozess ohne besondere Symptome, sozusagen «im Stillen». Das ist meistens der Fall, wenn die Kinder in den ersten Tagen zehn- bis zwölfmal gestillt wurden.

Häufig sind die Brüste jedoch sehr stark durchblutet, was dazu führt, dass sie sich vergrößern und sehr prall, heiß und schwer anfühlen. Die Venen schimmern durch die Haut. Dieser Zustand nimmt im Laufe der nächsten Tage deutlich ab: Die Brüste werden wieder kleiner und weicher, und unangenehme Spannungsgefühle verschwinden, obwohl die Milchmenge zunimmt.

Stillen Sie beim Milcheinschuss Ihr Kind so oft wie möglich, das bringt die meiste Entlastung.

Bitten Sie Ihren Partner oder eine andere Person, seine warme Hand während des Stillens mit leichtem Druck zwischen Ihre Schulterblätter zu legen. Lenken Sie einige Atemzüge in Richtung dieser Hand, als wollten Sie die obere Rückenpartie aufblasen. Sie entspannen hiermit einen Reflexpunkt, der den Milchfluss beeinflusst. Bei einem sehr starken Milcheinschuss können warme Umschläge vor dem Stillen den Milchfluss fördern und kühlende Umschläge nach der Mahlzeit Linderung verschaffen. Kurz vor dem Stillen erwärmen Sie die Brust mit einem feuchtwarmen Waschlappen oder einem warmen Kirschkern- oder Getreidesäckchen. Eine anschließende sanfte Brustmassage mit einem Massageöl (z. B. WELEDA Milchbildungsöl, Stillöl, Malvenöl) regt den Milchfluss an (s. S. 72).

Hilfreich ist es auch, die Brust mit einer Hand von unten zu stützen und mit der anderen Hand ganz zarte, leichte Vibrationen auszulösen.

Falls die Haut so gespannt ist, dass Ihr Baby Schwierigkeiten hat, die Brust zu erfassen, streichen Sie vor dem Stillen ein wenig Muttermilch mit der Hand aus, bis das Gewebe im Bereich des Warzenvorhofes weicher geworden ist (s. S. 103). Benutzen Sie hierfür eine Pumpe, sollten Sie wirklich nur den Druck entlasten, denn zusätzliches Pumpen regt die Milchbildung an.

Bei leichteren Beschwerden

lindert nach dem Stillen das Auflegen eines kalten Kirschkernsäckchens, eines feuchten kalten Waschlappens oder einer Kühlkompresse, die in ein Tuch eingewickelt wird.

Bei starker Schwellung oder Schmerzen wirken Umschläge mit Quark, Kohlblättern oder Retterspitztinktur (Reformhaus, Apotheke) abschwellend, schmerzlindernd und entzündungshemmend. Die Umschläge können mehrmals am Tag nach dem Stillen wiederholt werden. Brustwarzen und Warzenhof sollten Sie bei allen Umschlägen immer aussparen. Für Quarkumschläge streichen Sie zimmerwarmen Magerquark ca. 2 cm dick auf ein Baumwolltuch und legen es um die Brust. Der Quark kommt direkt auf die Haut, und nach 20 Minuten waschen Sie ihn wieder ab.

Für *Kohlumschläge* benutzen Sie Wirsing oder Weißkohl aus biologischem Anbau. Die Blätter werden gewaschen, abgetrocknet und die dicken Blattrippen flach abgeschnitten. Jetzt müssen die Blätter mit einem Nudelholz oder einer Flasche gründlich gequetscht werden, sodass die Rippen brechen und der Saft austreten kann. Legen Sie die Blätter um die Brust und ein Woll- oder Baumwolltuch außen herum. Nach 20 – 30 Minuten entfernen Sie die Kohlblätter.

Für *Retterspitzumschläge* nehmen

Sie ein feuchtes Baumwolltuch und beträufeln es mit der Tinktur. Legen Sie das Tuch für 30 Minuten um die Brust. Vermeiden Sie jeglichen Druck auf der gespannten Brusthaut und beachten Sie, dass der BH nicht einschnürt.

Trinken Sie in diesen Tagen keinen Milchbildungstee und gönnen Sie sich viel Ruhe. Verbringen Sie getrost die meiste Zeit mit Ihrem Kind im Bett und halten Sie möglichst den Besucherstrom fern. Wahrscheinlich gelingt das Ihrem Partner in dieser Situation besser. Sehr entspannend ist auch eine Rückenmassage im oberen Rückenbereich (s. S. 73).

49. Nach der Geburt war ich ganz euphorisch, und nun kommen mir häufig die Tränen. Ist das normal?

Viele Frauen befinden sich in den ersten Stunden nach der Geburt in Hochstimmung und haben das Gefühl, Bäume ausreißen zu können. Sie stehen noch unter dem Einfluss der Geburtshormone, die ihnen die Kraft und das Durchhaltevermögen für die Geburt ihres Kindes verliehen haben.

Frauen öffnen sich unter der Geburt körperlich weit über die Grenze des Vorstellbaren hinaus, und sie öffnen sich ebenso auf der seelischen Ebene, meistens mehr denn je zuvor. In dieser Offenheit können sie ihr Neugeborenes tief in sich aufnehmen und annehmen, sind aber auch weitaus verletzlicher. Hinzu kommen rapide hormonelle Umstellungsprozesse, die Rückbildung der Gebärmutter, die Wundheilung möglicher Dammverletzungen, die Veränderungen in den Brüsten und die Milchbildung – und ein Baby mit einer ganz eigenen Persönlichkeit, einem eigenen Rhythmus, mit vielen Bedürfnissen, die rund um die Uhr befriedigt werden wollen.

Die geballte Ladung euphorisierender Hormone, wie z. B. Endorphine, Oxytozin, Adrenalin sowie die Plazentahormone, die unter der Geburt wirksam waren, nehmen stetig ab. Die Gesamtsituation führt häufig zu erheblichen Gefühls- und Stimmungsschwankungen zwischen dem zweiten und zehnten Tag nach der Geburt. Meistens gehen sie mit dem Milcheinschuss einher: Die Brüste schmerzen, das Sitzen ist noch unangenehm, das Baby möchte häufig trinken, Besucher gehen ein und aus, die Zimmernachbarin macht eine blöde Bemerkung – und schon laufen die Tränen.

Manchmal gibt es auch keinen äußeren Anlass für die plötzlich auftauchenden heftigen Gefühle, die sehr tief empfunden werden. Falls Sie sich in einer ähnlichen Situation befinden, lassen Sie getrost Ihren Tränen freien Lauf und unterdrücken Sie Ihre Gefühle nicht. Rufen Sie Ihren Partner oder eine nahe stehende Freundin an, die Sie von Besuchern und Telefonanrufern oder anderen Unannehmlichkeiten abschirmen können und nur für Sie da sind.

Vielen Frauen hilft an solchen Tagen die Einnahme von Bachblüten, insbesondere den Rescue-Tropfen (Apotheke); geben Sie zwei Tropfen in ein Glas Wasser und trinken es schluckweise; oder geben Sie zwei Tropfen direkt unter die Zunge. Wiederholen Sie die Einnahme nach Bedarf. Die Tropfen helfen, das seelische Gleichgewicht wieder zu finden.

Zu Hause fällt es vielen Frauen leichter, mit den Gefühlsschwankungen umzugehen, weil sie mehr Einfluss auf ihr Umfeld haben und Gefühle eher im «stillen Kämmerlein» in gewohnter Umgebung zulassen können. Die extremen Stimmungsschwankungen in den ersten Tagen nach der Geburt werden «Babyblues» («Heultage») genannt. Wenn depressive Verstimmungen anhalten, wenden Sie sich an Ihre Frauenärztin, Hebamme oder eine Beratungsstelle wie z. B. Pro Familia (Adresse s. Anhang, S. 117).

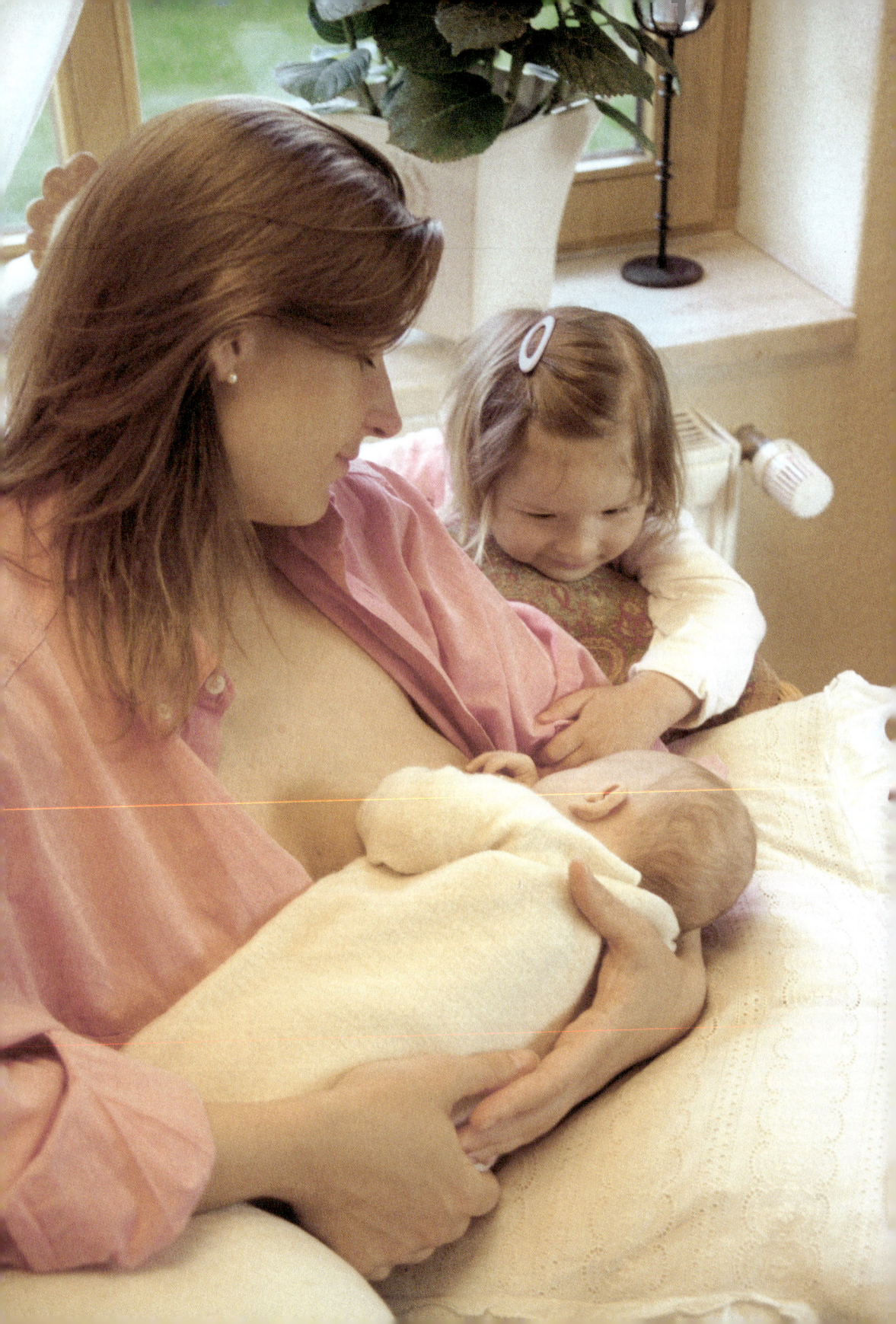

KAPITEL 4 | *Der Alltag mit einem Stillkind*

Fragen Nr. 50 – 64

50. Wie sieht der Stuhlgang eines Stillkindes aus?

In den ersten ein bis zwei Lebenstagen setzt das Baby das schwarzgrüne, zähe und klebrige Kindspech (Mekonium) ab, das sich im Laufe der Schwangerschaft im kindlichen Darm angesammelt hat. Am zweiten bis vierten Tag lassen sich am Stuhlgang die ersten Zeichen der Muttermilchverdauung erkennen: Der Stuhlgang, auch Übergangsstuhl genannt, wird grünlich bis bräunlich und flüssiger. Zwischen dem vierten und fünften Tag färben sich die Stühle gelb bis orangegelb und haben einen typisch säuerlichen Geruch, stinken aber nicht. Falls das Baby jetzt noch immer sehr dunkle Stühle absetzt, sollte es unbedingt häufiger gestillt werden.

In den ersten vier bis sechs Wochen sollte ein Stillkind wenigstens zweimal am Tag Stuhlgang haben, häufig ist es viel mehr. Später kann sich das sprunghaft ändern. Es ist dann auch normal, wenn das Baby bis zu zehn Tage keinen Stuhlgang hat, selten sogar länger. Solange es gut gedeiht, zufrieden ist und sechs bis acht Windeln nass sind, ist das kein Grund zur Besorgnis.

In der Regel ist der Muttermilchstuhl flüssig bis breiig und enthält kleine helle Körnchen, wie nach dem Verzehr eines Körnerbrötchens. Häufig wird der Stuhl heftig donnernd entleert, vorzugsweise während der Stillmahlzeit oder beim Windelwechsel, hierbei handelt es sich aber nicht um einen Durchfall. Wenn Sie Medikamente einnehmen, kann sich die Farbe des Stuhlgangs verändern.

51. Woran erkenne ich, dass mein Baby gut gedeiht?

Das gesunde Gedeihen Ihres Stillkindes können Sie am besten beurteilen, wenn Sie es in seiner Gesamtheit beobachten. Gewichts- und Wachstumskurven allein sagen nichts über das Wohlbefinden Ihres Kindes aus. Die folgenden Punkte können Ihnen als Richtschnur für ein gutes Gedeihen dienen:

- Ihr Baby hat sechs bis acht nasse Stoffwindeln oder vier bis sechs schwere Höschenwindeln am Tag, und der Urin ist hell und geruchlos.
- Ihr Baby trinkt mindestens sechs bis acht Mahlzeiten am Tag, wobei es effektiv saugt und hörbar schluckt.
- Ihre Brust ist nach der Mahlzeit etwas weicher als vorher.
- Die Stühle sind altersgemäß und stinken nicht.

- Die große Fontanelle ist nicht eingesunken.
- Das Baby hat eine rosige Gesichtsfarbe und einen warmen Körper.
- Es gibt neben unterschiedlich langen Schlafphasen immer wieder Zeiten, in denen das Baby wach und reaktionsfreudig ist. Es wirkt weder schlaff noch apathisch.
- Es macht insgesamt einen zufriedenen Eindruck und lässt sich durch verschiedene Maßnahmen beruhigen.
- Das Baby nimmt altersgemäß an Gewicht zu.

52. Wie viel soll mein Baby zunehmen?

In den ersten Tagen nach der Geburt darf ein gesundes Neugeborenes bis zu zehn Prozent seines Geburtsgewichts verlieren, denn sein Körper scheidet Wasser und das Kindspech aus. Je häufiger ein Baby an der Brust trinkt, desto geringer ist der zu erwartende Gewichtsverlust und desto schneller nimmt es wieder zu. Spätestens nach zwei bis drei Wochen sollte das Geburtsgewicht wieder erreicht sein.

Kinder nehmen in den ersten drei Monaten etwa 110 bis 250 Gramm pro Woche zu. Danach sind es wöchentlich nur noch etwa 90 bis 150 Gramm bis zum sechsten Monat. Im zweiten Lebenshalbjahr sollten Kinder etwa 40 bis 90 Gramm pro Woche zunehmen.

Die Berechnung der Gewichtszunahme geht von dem niedrigsten Gewicht aus, nicht vom Geburtsgewicht. Ein gestilltes Baby hat sein Geburtsgewicht mit fünf bis sechs Monaten etwa verdoppelt. Sind Sie sich bezüglich der Gewichtszunahme Ihres Kindes unsicher, sollten Sie Ihre Hebamme oder Kinderärztin um Rat fragen.

Manche Eltern fühlen sich durch wöchentliche Gewichtskontrollen sicherer. Hierzu können Sie sich eine Waage in der Apotheke ausleihen und das Baby nackt wiegen.

53. Muss mein Baby ein «Bäuerchen» machen?

Das «Bäuerchen» ermöglicht dem Baby, geschluckte Luft loszuwerden, und kann gegen Spucken und Blähungen vorbeugen. Allerdings sollten Sie es mit dem «Bäuerchen» nicht übertreiben, denn es bleibt aus, wenn Ihr Kind keine Luft geschluckt hat.

Legen Sie Ihr Baby nach dem Trinken hoch über die Schulter auf ein Spucktuch (Stoffwindel) und beklopfen Sie sanft den Rücken von unten nach oben mit der hohlen Hand. Sie können sich Ihr Baby auch auf den Schoß setzen und zart von hinten nach vorn über die Fontanelle streicheln. Das Aufstoßen müsste nach wenigen Minuten erfolgen.

Falls Ihr Kind an der Brust einschläft, wie es häufig nachts der Fall ist, müssen Sie es nicht zum Aufstoßen wecken und herumtragen. Es wird sich von selbst melden, wenn es doch noch Luft loswerden möchte.

54. Mein Baby war bisher sehr ausgeglichen; jetzt möchte es plötzlich dauernd trinken. Habe ich zu wenig Milch?

Höchstwahrscheinlich hat Ihr Baby einen Wachstumsschub.

Kinder wachsen in Schüben und fordern dann recht plötzlich mehr Nahrung. Dafür sorgen sie ganz zügig, indem sie wesentlich häufiger als gewohnt trinken und damit die Milchbildung anregen.

Die Wachstumsschübe treten klassischerweise zwischen dem achten und vierzehnten Lebenstag, nach vier bis sechs Wochen und nach drei bis vier Monaten auf. Bei einigen Kindern sind sie auch zwischen diesen Zeiten zu beobachten und können zwei bis drei Tage anhalten,

selten länger. Diese Tage sind meistens sehr anstrengend, da Sie Ihr Baby häufig stillen müssen und für andere Dinge kaum Zeit bleibt. Viele Frauen befürchten, dass sie jetzt zu wenig Milch haben oder die Milchmenge zurückgegangen ist. Das ist aber nicht der Fall, Ihr Baby braucht nur plötzlich mehr, und Ihre Brust muss darauf reagieren. Wenn Sie jetzt andere Nahrung zufüttern, wird sich Ihre Milchmenge den Bedürfnissen Ihres Kindes nicht anpassen. Das führt in der Regel langsam zum Abstillen.

Stillen Sie Ihr Baby, sooft es danach verlangt, auch wenn sich Ihre Brust schon ganz weich anfühlt. Wechseln Sie immer wieder die Seiten und achten Sie besonders darauf, dass Ihr Baby gut angelegt ist und effektiv saugt. Ihre Milchmenge wird sich schnell steigern.

Babys sind in der Wachstumszeit häufig sehr unruhig, quengelig und ganz aus ihrem Rhythmus geraten. Offensichtlich haben einige Kinder auch Wachstumsschmerzen; ältere drücken dies immer wieder deutlich aus. Sie können Ihrem Kind helfen, indem Sie es warm baden, mehrmals am Tag die Gelenke massieren und es viel am Körper tragen (Tragetuch oder -sack).

Gönnen Sie sich Ruhepausen, in denen Sie die Beine hochlegen. Lassen Sie die Hausarbeit liegen und nehmen stattdessen ein entspannendes Wannenbad. Sorgen Sie gut für sich oder, besser noch, lassen Sie sich versorgen, z. B. mit sanften Brustmassagen, einer Rückenmassage, einer leckeren warmen Mahlzeit und vielen kleinen Snacks zwischendurch. Trinken Sie zu jeder Stillmahlzeit, gern auch drei bis vier Becher Stilltee pro Tag (s. S. 101) und andere Getränke. Nach zwei bis drei Tagen wird sich der gewohnte Rhythmus wieder einstellen, und die anstrengende Phase ist vorbei.

55. Muss die Brust nach dem Trinken leer sein?

Die Brust ist in der Stillzeit nie ganz leer; auch während der Stillmahlzeit wird Milch gebildet. Für eine gleichmäßige Entlastung Ihrer Brüste sorgen Sie, indem Sie Ihrem Kind immer möglichst beide Seiten anbieten. Legen Sie die Seite zuerst an, die sich voller anfühlt. Wenn Sie Ihr Kind nach seinem Bedarf stillen, wird sich sehr bald die Milchmenge anpassen.

Es ist nicht notwendig, die Brust nach dem Stillen leer zu pumpen. Das würde die Milchbildung zusätzlich anregen. Falls Sie in einer Brust starke Spannungsgefühle haben, weil das Kind schon nach einer Seite satt war, können Sie etwas Muttermilch

mit der Hand ausstreichen, um den Druck zu entlasten (s. S. 103). Bei der nächsten Mahlzeit legen Sie diese Seite zuerst an.

56. Mein Baby spuckt sehr viel. Ist das bedenklich?

Wenn Ihr Baby gut gedeiht und insgesamt einen zufriedenen Eindruck macht, ist das Spucken völlig unbedenklich. Wahrscheinlich hat es mehr getrunken, als sein Magen fassen kann, und spuckt den Überschuss aus. Lassen Sie Ihr Baby nach jeder Stillmahlzeit und zwischen dem Wechsel von einer Brust zur anderen aufstoßen. Legen Sie es dazu hoch über Ihre Schulter und schützen Sie Ihre Kleidung mit einer Stoffwindel.

Falls Ihr Kind in einer Wiege oder im Kinderwagen schläft, können Sie den Oberkörper leicht erhöht lagern, indem Sie ein Keilkissen unter das Oberteil der Matratze legen. Legen Sie aber kein Kissen unter den Kopf des Kindes. Mit zunehmendem Alter und der Reifung des Verdauungssystems wird das Spucken von selbst nachlassen.

Wenn Ihr Baby nach jeder Mahlzeit schwallartig in hohem Bogen spuckt und an Gewicht abnimmt, kann das ein Hinweis auf einen Magenpförtnerkrampf sein. Dabei ist der Magenausgangsmuskel verdickt, sodass nur geringe Milchmengen vom Magen in den Darm fließen können. Stellen Sie in diesem Fall das Baby einer Kinderärztin vor. Manchmal ist eine Operation zur Behebung des Problems notwendig.

Sessel oder Sofa, und Ihr Baby sitzt rittlings auf Ihrem Oberschenkel, Bauch an Bauch mit Ihnen. Der kindliche Mund befindet sich in Höhe der Brustwarze. Lehnen Sie Ihren Oberkörper leicht zurück und stützen Sie Ihr Kind am Hinterkopf oder Rücken.

57. Mein Baby verschluckt sich immer zu Beginn der Mahlzeit. Was kann ich tun?

Wahrscheinlich haben Sie einen sehr starken Milchspendereflex oder sehr viel Milch. Die Milch spritzt dem Kind in den Mund, ohne dass es viel saugen muss. Es ist mit den Mengen überfordert und kann gar nicht so schnell schlucken, sondern verschluckt sich, würgt und wird hektisch. Wärmen Sie vor dem Anlegen Ihre Brust mit einem feuchtwarmen Tuch und streichen ein wenig Muttermilch aus. Legen Sie das Baby an, nachdem Sie den Milchspendereflex ausgelöst haben.

Bei übermäßigem Milchfluss kann das Stillen einfacher sein, wenn Sie Stillpositionen anwenden, bei denen die Milch gegen die Schwerkraft fließen muss. Probieren Sie das Rücklingsstillen (s. S. 85) oder die «Hoppe-Reiter-Haltung». Dabei setzen Sie sich bequem auf einen

58. Stimmt es, dass mein Baby Bauchschmerzen bekommt, wenn ich es zu häufig stille?

Viele Mütter hören immer noch den Rat, sie sollten zwischen den Stillmahlzeiten dreistündige Pausen einhalten; dadurch würden Blähungen verhindert, weil frische Milch auf halb verdaute Milch fließt. Das stimmt nicht. Muttermilch ist sehr leicht verdaulich, und es dauert etwa 60 bis 90 Minuten, bis sie den Magen verlassen hat. In dieser Zeit hat die Brust schon wieder in etwa die Milchmenge gebildet, die zuvor vom Kind getrunken wurde.

Es ist völlig normal, wenn ein Stillkind in den ersten Wochen acht bis zwölf Mahlzeiten innerhalb von 24 Stunden fordert. Das verursacht keine Blähungen. Wenn Ihr Baby z. B. einen Wachstumsschub (s. S. 64) hat, muss es häufig trinken, um die Milchmenge zu steigern.

59. Mein Baby weint so viel. Was kann ich tun?

Ihr Baby weint, weil es Ihnen etwas mitteilen möchte. Es will Sie als Eltern damit nicht ärgern, ablehnen, kritisieren oder seinen Kopf durchsetzen. Es bringt irgendein Bedürfnis zum Ausdruck.

Vielleicht ist ihm langweilig, es friert oder schwitzt, der Bauch kneift, es hat Angst, weil es niemanden hört und sieht, die Windel ist voll, es möchte bewegt werden ... Für Ihr Kind ist es existenziell, dass Sie auf seine Signale verlässlich reagieren, denn es kann nur mit seiner Stimme auf sich aufmerksam machen.

Neugeborene haben kein Zeitempfinden und können nicht vertröstet werden. Sie sind auf sofortiges Reagieren angewiesen.

Sie werden mit der Zeit die Sprache Ihres Kindes verstehen, denn die Äußerungen sind sehr differenziert. Das Baby weint nicht nur vor Hunger. Wenn es nach einer ausgiebigen Stillmahlzeit unruhig ist, drückt es ein anderes Bedürfnis aus.

Ein Neugeborenes kennt nur das Leben in der Gebärmutter und muss sich an die neuen Bedingungen anpassen. Dazu braucht es Zeit und Ihre Hilfe.

Babys schlafen gern auf dem warmen Bauch der Mutter oder des Vaters, wo sie durch die Atmung bewegt werden und den Herzschlag hören. Viele Kinder werden ruhiger, wenn sie umhüllt werden und eine Begrenzung spüren. Dazu wickeln Sie es fest in ein großes Tuch aus Wolle oder Baumwolle. Achten Sie darauf, dass Hände und Füße des Kindes warm sind. In den ersten Lebenstagen kann es ein dünnes Mützchen tragen. Kleine Pulswärmer sind wirksam gegen kalte Hände. Ein Bett oder eine Wiege werden eher akzeptiert, wenn sie einem kuscheligen Nest gleichen. Wärmen Sie den Schlafplatz an und lassen Sie Ihr Baby am Kopf eine Begrenzung spüren (gerolltes Handtuch ans Kopfende). Legen Sie Ihr Kind auf ein T-Shirt, das Sie getragen haben, damit es den vertrauten Geruch wahrnehmen kann. Babys brauchen Bewegung, denn sie sind im Bauch den ganzen Tag geschaukelt worden. In einem Tragetuch oder -sack (Adressen, S. 119) kann es abwechselnd von verschieden Personen getragen werden.

Sie müssen nicht flüstern und alle Geräusche abstellen. Im Mutterleib hat Ihr Baby ständig viele Geräusche gehört, Tag und Nacht. Einige Babys schlafen tief und fest, solange die Geschwister laut umhertoben. Kinder reagieren auf Musik und Gesang. Manche Eltern beobachten, dass ihr Baby aufmerksam lauscht, wenn es die Spieluhr hört, ganz besonders, wenn es die Melodie bereits aus der Schwangerschaft kennt. Es gibt wunderschöne Entspannungsmusik, die Sie schon in der Schwangerschaft hören können. Auch diese wird Ihr Baby wieder erkennen und Sie selbst beruhigen. Singen Sie Ihrem Kind Lieder, sprechen Sie mit ihm, erzählen ihm alles Mögliche.

Baden Sie mit Ihrem Kind oder baden Sie es im Badeeimer, was einige offensichtlich an paradiesische Zeiten in der Gebärmutter erinnert. Kinder reagieren auch auf Hektik und Stress. Manche brauchen viel Ruhe und einen regelmäßigen Tagesrhythmus. Behalten Sie als Eltern und Paar aber auch Ihre eigenen Bedürfnisse im Auge. Sprechen Sie über das, was Sie bewegt, und teilen Sie sich Ihre Wünsche oder Unsicherheiten mit. Nehmen Sie Hilfe in Anspruch, wenn Sie sich überlastet fühlen.

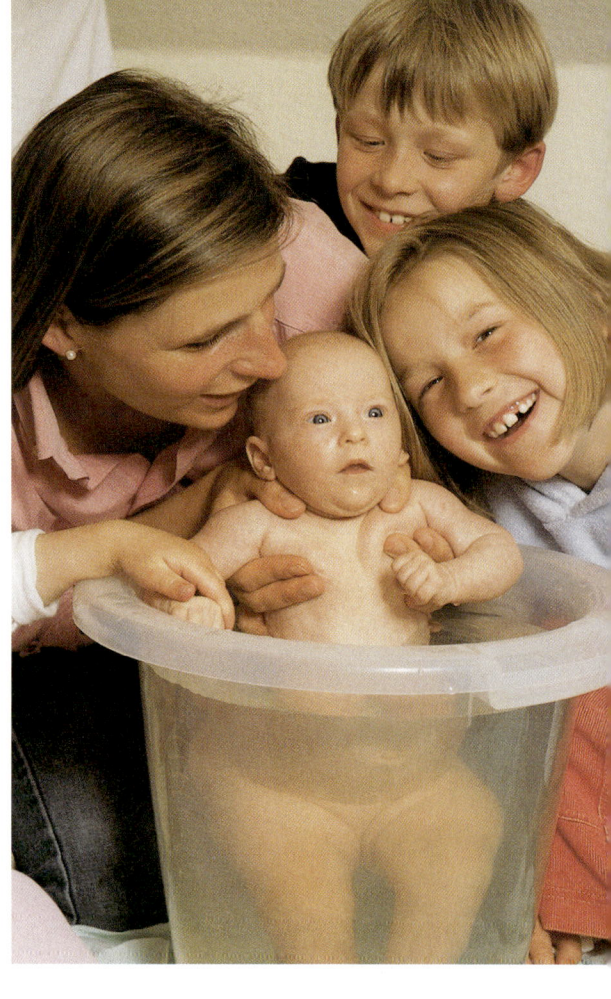

60. Mein Baby hat Blähungen. Wie kann ich ihm helfen?

Einige Kinder benötigen in den ersten Lebenswochen viel Unterstützung, bis sich ihr Verdauungssystem angepasst hat. Sie schreien während oder nach dem Stillen, krümmen oder strecken sich und sind schwer zu beruhigen. Diese Probleme treten bei gestillten und nicht gestillten Kindern auf und sind meist unabhängig von der Ernährung der Mutter.

Natürlich können Sie ausprobieren, ob z. B. Milch, Bohnen oder Zwiebeln die Blähungen verursacht haben, und ggf. das verdächtige Nahrungsmittel weglassen (s. S. 98). Neben den bereits beschriebenen Maßnahmen gibt es noch andere Möglichkeiten, die Schmerzen des Babys zu lindern. Bleiben Sie mit

Ihrem Kind regelmäßig in direktem Hautkontakt. Massieren Sie mehrmals täglich den Bauch des Kindes im Uhrzeigersinn um den Nabel herum mit Windsalbe, Vier-Winde-Öl oder Baby-Bäuchleinöl. Legen Sie es bäuchlings auf Ihre hohle Hand und massieren kreisend das Kreuzbein und schließlich die Fußsohlen unterhalb des Fußballens im Uhrzeigersinn. Legen Sie Ihr Kind bäuchlings auf ein warmes Kirschkernsäckchen oder eine Wärmflasche. Tragen Sie es im Fliegergriff auf Ihrem Unterarm.

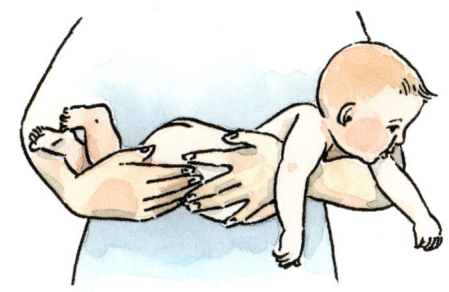

Der «Fliegergriff»

Setzen Sie sich mit Ihrem Kind auf einen Pezziball und kreisen Sie Ihr Becken oder hopsen sanft auf und ab. Es wird vielleicht Momente geben, in denen Sie Ihr Kind nicht beruhigen können und es trotz Ihrer Mühen schreit. Dann besteht Ihre Unterstützung darin, das Kind in seiner Not zu halten und Ihre eigene Hilflosigkeit auszuhalten. Wechseln Sie sich ab und fragen Sie Ihre Hebamme oder Homöopathin nach unterstützenden Mitteln. Falls Ihr Kind regelmäßig viel schreit, stellen Sie es der Kinderärztin und einer Orthopädin mit Kenntnissen in Osteopathie vor. Manchmal sind Verspannungen im Bereich der Wirbelsäule für die Unruhezustände verantwortlich. Wenden Sie sich an eine Schreiambulanz. Dort finden Sie Unterstützung im Umgang mit Ihrem Schreikind (Kontaktadressen s. Serviceteil S. 117).

Sehr viele Babys sind abends wesentlich unruhiger als am Tag. Sie wollen dann in kürzeren Abständen gestillt werden, sind nicht richtig zufrieden zu stellen und stellen die Nerven der Eltern auf eine harte Probe. Wenn Sie vom Tag sehr erschöpft sind, kann es sein, dass Ihre Milch nicht so gut fließt (s. S. 72). Machen Sie es sich auf dem Sofa bequem und stillen Sie Ihr Kind in kürzeren Abständen.

Gönnen Sie sich am Tag Ruhepausen, in denen Sie die Beine hochlegen. Denken Sie daran, regelmäßig zu essen und zu trinken.

61. Wie kann ich mit der Eifersucht der Geschwister besser umgehen?

Mit einem Neugeborenen müssen alle Familienmitglieder ihren Platz neu finden, und jeder reagiert auf seine Art. Einige Kinder ziehen sich zurück, andere trotzen oder bekommen Wutanfälle. Im Hintergrund steht in der Regel die Angst, die Eltern zu verlieren oder nicht mehr geliebt und beachtet zu werden. Die Tatsache, dass Sie einem kleinen schreienden Bündel so viel Zeit und Aufmerksamkeit widmen, können sie nicht verstehen.

Stellen Sie sich schon in der Schwangerschaft auf die Empfindlichkeiten der Kinder ein. In den ersten Tagen ist es einfacher, wenn der Vater oder eine andere nahe stehende Person viel Zeit mit den Geschwisterkindern verbringt und ihnen besondere Aufmerksamkeit schenkt. Bitten Sie Verwandte und Freunde, bei Besuchen die großen Kinder besonders zu beachten. Das Baby kann später dezent bewundert werden.

Kleinere Kinder haben meistens Hunger und Durst, sobald die Mutter das Baby stillt. Richten Sie sich einen gemütlichen Stillplatz mit einigen Kissen ein, stellen Sie kleine Snacks und Getränke bereit, das Lieblingsschmusetier Ihres großen Kindes oder Bücher zum Vorlesen. Erwarten sie nicht zu viel von dem plötzlich «großen Bruder» oder der «großen Schwester», vor allem nicht, wenn sie selbst noch klein sind. Widmen Sie Ihrem großen Kind regelmäßig

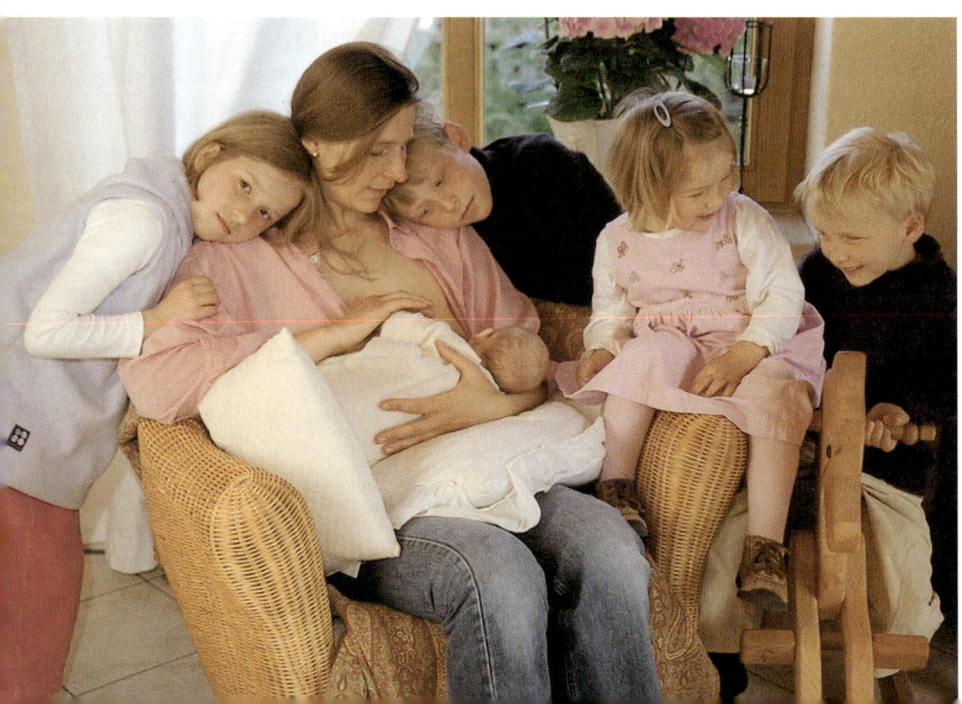

Zeit, in der das Baby nicht dabei ist. Sprechen Sie nie in Gegenwart Ihres Kindes über seine Eifersucht. Drängen Sie das Kind nicht zu Zärtlichkeiten gegenüber dem Baby und bleiben Sie gelassen, wenn es noch unbeholfen Kontakt aufnimmt.

62. Ich habe zu wenig Milch. Wie kann ich die Milchmenge steigern?

Wenn Ihr Baby häufig weint, viel Nähe verlangt, alle zwei Stunden trinken möchte oder Ihre Brust weich ist und Sie keine Milch abdrücken können, heißt das nicht automatisch, dass Sie zu wenig Milch haben. Viele Kinder können sich mit ihrer Verdauung besser anpassen, wenn sie häufiger weniger Milch zu sich nehmen als große Mengen in langen Abständen.

Die Angst vor Milchmangel sitzt bei vielen Müttern tief, zumal die Stillfähigkeit und der Wert der Muttermilch häufig von außenstehenden Personen infrage gestellt werden, die das Stillen mit der Flaschenernährung vergleichen und dieselben Maßstäbe ansetzen. Viele Mütter fühlen sich gedrängt, endlich «etwas Vernünftiges» zu füttern, was die abwertende Haltung deutlich zum Ausdruck bringt.

In dieser Situation kann die Beratung und Unterstützung einer Hebamme oder Stillexpertin sehr hilfreich sein. Sie können gemeinsam herausfinden, ob es sich tatsächlich um einen Milchmangel handelt oder andere Maßnahmen die Situation entspannen helfen.

Die Milchmenge kann durch Zigaretten- und Alkoholkonsum oder durch den längeren Gebrauch eines Stillhütchens zurückgehen. Falls Ihr Baby zu wenig zunimmt und der Verdacht eines Milchmangels nahe liegt, können Sie einiges unternehmen, um die Milchmenge zu steigern:

Überprüfen Sie als Erstes, ob Ihr Baby in einer guten Stillposition angelegt ist und wirkungsvoll saugt.

Stillen Sie Ihr Baby alle zwei bis drei Stunden am Tag und wenigstens einmal in der Nacht.

Eine Brustmassage (s. S. 73) und Wärmeanwendungen unmittelbar vor und während des Stillens fördern den Milchfluss.

Wechseln Sie während einer Mahlzeit mehrmals die Seiten und die Stillpositionen (Wechselstillen): Ihr Baby trinkt an der ersten Seite, bis es von selbst loslässt, anschließend an der zweiten Seite, bis es nicht mehr saugt. Lösen Sie es von der Brust, nehmen es kurz hoch oder wickeln Sie zwischendurch und bieten anschließend nochmals beide Seiten an. Durch den vermehrten Saugreiz wird die Milchbildung angeregt.

Bieten Sie Ihrem Baby viel Körperkontakt und Nähe (Tragetuch, Tragesack), ruhen Sie sich aus, wenn Ihr Baby schläft, oder legen Sie sich mit Ihrem Kind ins Bett.

Trinken Sie zwei bis drei Becher Stilltee am Tag und zu jeder Stillmahlzeit ein Getränk. Essen Sie täglich eine warme Mahlzeit.

Lassen Sie sich mit einer Rückenmassage verwöhnen.

Vielleicht benötigen Sie Entlastung im Haushalt oder einen Babysitter für das Geschwisterkind (s. S. 83).

63. Ich habe zu viel Milch. Wie lässt sich die Menge reduzieren?

Sie können Ihre Milchmenge reduzieren, indem Ihr Kind pro Mahlzeit jeweils nur eine Seite trinkt. Die andere Seite entleeren Sie von Hand, bis die Spannung nachlässt. Vorher können Sie die Brust erwärmen und sanft massieren (s. S. 73). Bei der nächsten Mahlzeit legen Sie diese Seite an und entlasten die andere. Sie sollten jetzt keine Pumpe benutzen, das würde die Milchproduktion wieder anregen. Falls die Brust schmerzhaft auf Druck reagiert, können kühle Umschläge Linderung verschaffen. Trinken Sie zwei bis vier Tassen Pfefferminz- und Salbeitee am Tag

zur Drosselung der Milchmenge. Das homöopathische Mittel Phytolacca reduziert die Milchmenge ebenfalls wirkungsvoll (Hebammenberatung erforderlich).

64. Wie kann ich meinen Milchfluss verbessern?

Es gibt innere und äußere Gründe für einen mangelhaften Milchfluss. Innere Anspannungen, Streit, Versagensängste, Ängste um ein krankes Kind oder Kränkungen führen häufig zu einer erhöhten körperlichen Anspannung: Die Zähne sind aufeinander gebissen, die Stirn liegt in Falten, die Schultern sind angespannt, die Pobacken zusammengekniffen, die Atmung ist flach. Die Spannung setzt sich bis in die Brüste fort und kann die Milchgänge verengen, sodass die vorhandene Milch nicht fließt.

Schmerzen z. B. durch wunde Brustwarzen, Kälte oder auch das falsche Saugen des Kindes können ebenfalls den Milchfluss behindern. Entsprechend den Ursachen, kann der Fluss verbessert werden. Klärende Gespräche, deutliche Absprachen, mutmachende Worte, seelischer Beistand, Entlastung im Alltag und die Tränen einfach einmal fließen zu lassen helfen, die inneren Spannungen zu lösen.

Wärmeanwendungen und Massagen sowie das korrekte Anlegen des Kindes beheben äußere Ursachen. Wenden Sie *Wärme* immer vor oder während des Stillens an, damit sich die Gefäße erweitern. Legen Sie einen feuchtwarmen Waschlappen, ein warmes Kirschkern- oder Getreidesäckchen oder eine Wärmflasche auf Ihre Brust oder zwischen die Schulterblätter. Eine heiße Dusche, ein Wannenbad oder Rotlichtbestrahlung fördern den Fluss ebenso.

Eine *sanfte Brustmassage* vor dem Stillen lockert das Gewebe und erleichtert das Fließen der Milch. Legen Sie hierzu zwei Finger auf den oberen, äußeren Rand der Brust und massieren mit sanftem Druck und kleinen, kreisenden Bewegungen einige Sekunden auf einer Stelle. Dann setzen Sie die Finger drei Zentimeter weiter und massieren wieder kreisend. Umwandern Sie auf diese Art und Weise die ganze Brust spiralförmig von außen nach innen, bis Sie beim Warzenhof angelangt sind. Verfahren Sie genauso mit der anderen Seite. Anschließend streicheln Sie sanft von allen Seiten mit den Handinnenflächen über die Brüste und die Brustwarzen. Schließlich beugen Sie sich vor und schütteln leicht die Brüste aus (Brustmassage nach Marmet).

Bitten Sie Ihren Partner oder eine andere Person, seine warme *Hand* während des Stillens mit leichtem Druck *zwischen Ihre Schulterblätter* zu legen. Lenken Sie einige Atemzüge in Richtung dieser Hand, als wollten Sie die obere Rückenpartie aufblasen. Sie entspannen hiermit einen Reflexpunkt zwischen den Schulterblättern, der den Milchfluss beeinflusst.

Achten Sie besonders beim Stillen auf eine «körperoffene» Haltung. Lassen Sie die Schultern fallen, Mund und Zunge locker und den Beckenboden ebenso.

Zur *Rückenmassage* setzen Sie sich rittlings auf einen Stuhl, beugen den Oberkörper vor und lehnen sich auf die Stuhlkante. Die massierende Person wärmt ihre Hände und benutzt ein wenig Massageöl. Sie massiert gleichzeitig mit beiden Händen kreisend die Schulterblätter (die «rückwärtige Brust» massieren). Anschließend legt sie ihre Hände rechts und links der Wirbelsäule auf und massiert mit beiden Daumen neben den Wirbeln mit kreisenden Bewegungen in der Tiefe des Gewebes. Den Druck der Massage bestimmen Sie. Die Massage verläuft vom Haaransatz bis zum unteren Rand der Schulterblätter oder bis zur Lendenwirbelsäule, wobei die Daumen immer wieder ein Stück tiefer angesetzt werden. Streichen Sie zum Schluss von oben bis unten den Rücken aus.

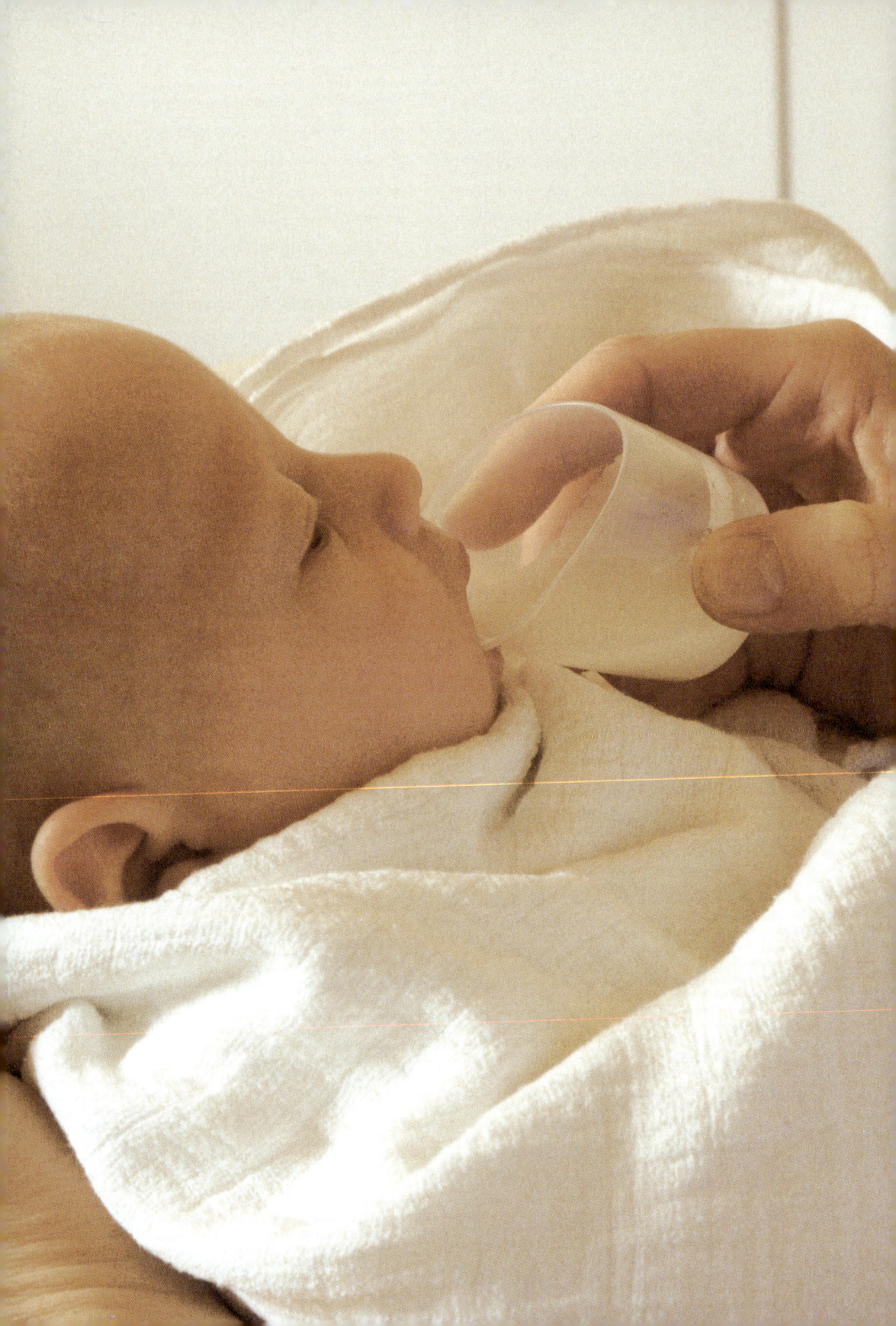

KAPITEL 5 | *Stillen in besonderen Situationen*

Fragen Nr. 65 – 100

65. Meine Brustwarzen sind wund geworden. Gibt es Hilfen?

Wunde Brustwarzen sind stark gerötet, haben Risse oder Schrunden und sind meistens sehr schmerzhaft. Sie heilen recht zügig, wenn die Ursache ihrer Entstehung beseitigt wird und wenn Sie sofort reagieren, sobald das Stillen Schmerzen verursacht.

In der Regel entstehen sie durch eine ungünstige Stillhaltung der Mutter und falsche Stillposition des Kindes, das dann nicht korrekt ansaugt. Andere Gründe für die Verletzungen können sein: falsches Abnehmen von der Brust, schlechtes Erfassen der Brustwarze bei Flach- oder Hohlwarzen oder bei sehr prallen Brüsten, Saugverwirrung des Kindes, der Gebrauch von Stillhütchen, mangelhafte Belüftung der Brustwarzen durch feuchte Stilleinlagen, Verschluss eines Milchgangs mit sichtbaren weißen Bläschen, großzügiges Auftragen von Cremes und Salben, falsches Abpumpen, Pilzinfektionen (Soor), zu kurzes Zungenbändchen, Beckenbodenübungen während des Stillens und in seltenen Fällen Allergien.

Wenn Sie wunde Brustwarzen haben, sollten Sie einige Dinge beachten und gegebenenfalls ändern:

Das *richtige Anlegen* ist die wichtigste erste Maßnahme bei Schmerzen im Bereich der Brustwarzen. Häufig sind es nur ganz kleine Veränderungen, die das Stillen sofort erleichtern. Beim Stillen muss das Kind eine andere Position einnehmen als beim Trinken aus der Flasche. Das Bild einer Mutter, die ihr Kind mit der Flasche füttert, hat sich tief eingeprägt: Das Baby liegt im Arm der Mutter auf dem Rücken und trinkt. Diese Haltung wird oft unbewusst auf das Stillen übertragen. Bringen Sie Ihr Kind in dieser Haltung an die Brust, so muss es zum Trinken den Kopf zur Seite drehen und ist beim Schlucken behindert. In der Folge bekommt es pro Mahlzeit zu wenig Milch, oder es beginnt, an der Brustwarze zu zerren.

Probieren Sie es selbst: Nehmen Sie einen Schluck Wasser in den Mund, drehen Sie den Kopf zur Seite und schlucken hinunter. Spüren Sie den Unterschied, wenn Sie den Kopf gerade halten und einen Schluck trinken.

Richten Sie Ihre Aufmerksamkeit bei jeder Stillmahlzeit auf das korrekte Anlegen (s. S. 42 ff.), *auch in der Nacht,* und stillen Sie bis zur vollständigen Wundheilung möglichst nicht im Halbschlaf.

Wichtig ist, dass Sie die optimale Position während der gesamten Stillmahlzeit beibehalten. Manchmal rutschen die Kinder während der Mahlzeit etwas nach unten und ziehen an der Brustwarze. Stützen Sie sich mit Kissen ab, damit Sie Ihr Kind nicht die ganze Zeit halten müssen.

Zu Beginn der Mahlzeit bereitet das Ansaugen die meisten Schmerzen. Atmen Sie weiter und versuchen Sie, Ihre Schultern locker zu lassen. Beginnen Sie mit der Seite, die weniger schmerzt.

Hilfreich ist es, vor dem Anlegen den Milchspendereflex auszulösen, damit die Milch sofort reichlich fließt (s. S. 72).

Wenn Sie Ihr Baby zum Weitertrinken animieren möchten, sollten Sie nicht an dem Brustgewebe ziehen, sondern die Füßchen massieren oder sanft über die Fontanelle streicheln.

Entlasten Sie die Brustwarzen, indem Sie Ihr Kind häufiger und kürzer statt selten und lange anlegen.

Wechseln Sie häufig die Stillpositionen, auch während einer Mahlzeit, und stillen Sie abwechselnd im Liegen, im Rückengriff oder im Wiegengriff (s. S. 43). Wenn Sie Ihr Kind von der Brust nehmen, z. B. weil es eingeschlafen ist, schieben Sie Ihren kleinen Finger in den Mundwinkel, um das Vakuum zu lösen.

Lassen Sie Milch- und Speichelreste nach dem Stillen auf der Brustwarze antrocknen.

Untersuchungen haben ergeben, dass wunde Brustwarzen schneller heilen und weniger zur Schorfbildung neigen, wenn die eigene Hautfeuchtigkeit erhalten bleibt. Deshalb sollten Sie alles vermeiden, was Ihre Brustwarze austrocknet und die hauteigene Feuchtigkeitsregulation behindert (Föhn, Rotlicht, Sonnenbestrahlung). Stattdessen können Sie nach jedem Stillen Lanolinsalbe (z. B. Lansinoh oder Purelan) auf die wunde Brustwarze auftragen. Wollfett fördert die Wundheilung, hält die Haut geschmeidig und erhält ihre innere Feuchtigkeit.

Sehr gute Heilungserfolge konnten durch das stundenweise Tragen von Cappellinos (Bezugsadresse s. S. 119) beobachtet werden. Es handelt sich um Aufsatzhütchen aus einer Zinnlegierung. Sie sind bleifrei und entsprechen dem deutschen Lebensmittel- und Bedarfsgegenständegesetz. Häufig sammelt sich in den Hütchen etwas Muttermilch, sodass die Brustwarzen darin baden, ohne aufzuweichen. Die heilsame Wirkung ist meistens schon nach wenigen Stunden spürbar, wenn gleichzeitig die Ursache behoben wird.

Stilleinlagen aus Papier oder Zellstoff bilden häufig eine feuchtwarme Kammer, weichen die Brustwarzen auf und kleben beim Abnehmen auf der Haut. Benutzen Sie stattdessen Stilleinlagen aus Wolle oder Wolle / Seide und legen Sie die Seidenseite auf die Brusthaut. Seide fördert die Wundheilung und wirkt temperaturausgleichend. Wechseln Sie die Einlagen, sobald sie feucht sind.

Wenn jede Berührung auf der Haut schmerzt, können Sie sich Brustwarzenschoner mit Belüftungslöchern (Bezugsadresse s. S. 119) in der Apotheke besorgen und in den BH legen. Den gleichen Zweck erfüllt ein Teesieb aus Plastik, von dem der Griff abgetrennt wurde.

Benutzen Sie weder Seife noch Duschgel, Desinfektionslösungen, Cremes oder Lotionen.

Falls das Stillen zu schmerzhaft ist, können Sie vorübergehend Ihre Muttermilch von Hand entleeren oder pumpen und mit dem Becher, Löffel oder Finger-Feeder füttern (s. S. 106). Entleeren Sie die Brust so häufig, wie Sie auch Ihr Kind anlegen würden.

Bei sehr starken Schmerzen ist ein stillverträgliches Schmerzmittel möglich. Auch homöopathische Mittel können den Heilungsprozess beschleunigen.

66. Ist der Gebrauch von Stillhütchen sinnvoll?

Häufig wird der Gebrauch von Stillhütchen empfohlen, wenn die Brustwarzen wund sind oder das Baby Schwierigkeiten beim Ansaugen hat. Stillhütchen sind allerdings nicht ganz unproblematisch: Sie können wunde Brustwarzen verstärken oder sogar verursachen. Das Baby kann mit dem Stillhütchen nicht so viel Brustgewebe erfassen wie nötig. Es besteht die Gefahr, dass es vorwiegend auf der Brustwarze kaut, was die Verletzung auslöst oder verschlimmert. Durch den Gebrauch eines Stillhütchens kann die Milchmenge zurückgehen oder der Milchfluss behindert werden.

Mangelnde Reize im Bereich des Warzenhofes senken die Stillhormone Prolaktin und Oxytozin. Stillhütchen können auch eine Saugverwirrung auslösen (s. S. 55).

Falls Sie bereits ein Stillhütchen benutzen, können Sie Ihr Kind mit etwas Geduld wieder an die Brust gewöhnen. Entfernen Sie das Hütchen etwa drei Minuten nach Beginn der Mahlzeit und probieren Sie das Anlegen ohne Hilfsmittel. Wahrscheinlich brauchen Sie einige Versuche, bis das Baby begreift, wie es an der Brust trinken soll.

67. Woran ist ein zu kurzes Zungenbändchen zu erkennen?

Wenn Ihr Baby nicht in der Lage ist, die Zunge über die untere Kieferleiste zu strecken, hat es ein zu kurzes Zungenbändchen. Falls es den Versuch unternimmt, die Zunge herauszustrecken, oder wenn es schreit, sehen Sie eine herzförmige Einkerbung an der Zungenspitze.

Das Baby ist nicht in der Lage, die Milchseen mit der Zunge zu erreichen und auszustreifen. Es bekommt zu wenig Milch und kann leicht mit der Zunge die Brustwarze verletzen. In diesem Fall sollte das Zungenbändchen in einem kleinen Eingriff von einer Ärztin (evtl. auch Zahnärztin) durchtrennt werden. Anschließend kann das Baby sofort wieder gestillt werden.

68. Wie erkenne ich eine Soorinfektion?

Wenn wunde Brustwarzen trotz guter Stillposition, richtigen Anlegens und korrekten Saugens des Kindes nicht abheilen, liegt der Verdacht einer Soorpilzinfektion nahe. Manchmal tritt sie erst nach einigen Wochen oder Monaten auf.

Die Brustwarzen und der Warzenhof sind gerötet oder rosa bis lila und glänzen oder schimmern wie Perlmutt. Die Haut kann sehr trocken sein, jucken oder brennen. Ein heißes Brennen oder Stechen ist häufig während des Stillens zu beobachten, manchmal auch zwischen den Mahlzeiten. In diesem Fall sollte eine Pilzkultur mit einem Abstrich vom Mund des Kindes und / oder von der Brustwarze der Mutter angelegt werden. Falls ein Soor vorliegt, benötigen Sie von Ihrer Frauen- oder Kinderärztin ein lokales Antimykotikum für Ihre Brust und für den Mund Ihres Kindes. Die Behandlung von Mutter und Kind ist notwendig, um ein gegenseitiges Anstecken zu vermeiden.

Wechseln Sie häufig die Stilleinlagen und lassen Sie viel Luft an die Brust. Waschen Sie sich vor und nach dem Stillen die Hände. Eine Soorinfektion im Mund Ihres Kindes beginnt meistens mit kleinen weißen Stippen auf der Zunge, die sich schnell über den Gaumen, die Wangentaschen oder bis zu den Lippen ausbreiten. Der weißgraue Belag lässt sich nicht abwischen.

Andere mögliche Infektionsquellen sind der Soor im Windelbereich oder eine Pilzinfektion der Mutter (z. B. Scheidenpilz). Pilzinfektionen treten oft als Folge einer Antibiotikatherapie auf. Den Windelsoor erkennen Sie anfangs an roten, runden Knötchen am Po, die meistens einen weißlichen Rand haben. Sie verbreiten sich flächig mit feinen Schuppenkränzen am Rand. Die Haut ist häufig feurig gerötet. Bei Soorinfektionen ist auf Hygiene besonders zu achten. Kochen Sie alles, was das Baby zum Beißen in den Mund bekommt, einmal am Tag 15 Minuten lang aus.

Wechseln Sie die Wickelunterlage, falls ein Geschwisterkind auf demselben Wickeltisch gewickelt wird. Der Soor lässt sich mit fachkundiger Unterstützung auch wirkungsvoll homöopathisch und aromatherapeutisch (Lavendel, Teebaumöl) behandeln.

69. Ich habe ein Bläschen auf der Brustwarze, und das Stillen ist sehr schmerzhaft. Was kann ich tun?

Ein weißes oder klares Bläschen kann durch einen Pfropf in einem Milchgang entstehen oder durch ein dünnes Häutchen, das den Milchgang von außen verschließt. Das Stillen ist mit starken Schmerzen verbunden. Deponieren Sie kurz vor dem Stillen eine feuchtwarme Kompresse auf der Brustwarze und legen Sie das Baby dann an. Achten Sie dabei auf eine gute Stillhaltung und ein korrektes Saugen des Kindes. Wenn das Bläschen nach mehreren Versuchen nicht von selbst verschwindet, kann es mit einer sterilen Kanüle vorsichtig eröffnet werden. Anschließend muss der betroffene Milchgang von Hand entleert werden.

Manchmal ist auch ein gelblicher Fettfropf auf der Brustwarze, der den Milchgang verstopft. Zur Lösung dieser Verstopfung legen Sie 20 Minuten lang eine Kompresse, die mit warmem Speise- oder Mandelöl getränkt ist, auf die Brustwarze und erwärmen Ihre Brust anschließend mit einem feuchtwarmen Umschlag oder bestrahlen sie etwa zehn Minuten mit Rotlicht. Danach versuchen Sie vorsichtig, den Fettfropf auszumassieren. Anschließend stillen Sie Ihr Baby am besten im Vierfüßlerstand (s. S. 82), sodass die Brust nach unten hängt.

Vielleicht müssen Sie die Behandlung mehrmals wiederholen. Nehmen Sie zur Behandlung der Bläschen die Hilfe einer Hebamme oder Stillexpertin in Anspruch.

70. Woran erkenne ich einen Milchstau. Wie gehe ich damit um?

Ein Milchstau kann sehr plötzlich auftreten oder sich langsam ankündigen und lässt sich gut behandeln. Sie müssen keinesfalls abstillen.

Der Stau ist keine Entzündung, sondern eine Stauung von Muttermilch im Drüsengewebe. Die Brust ist insgesamt, in einem Bereich oder an einer begrenzten Stelle sehr gespannt, druckempfindlich, heiß und oft auch gerötet. Meistens ist eine Verhärtung von außen tastbar und sehr berührungsempfindlich.

Symptome wie ein allgemeines Zerschlagenheitsgefühl, Schüttelfrost, Fieber, Kopfschmerzen, Gliederschmerzen und Grippegefühle weisen auf einen beginnenden Milchstau hin.

Aufgrund vielfältiger Ursachen kommt es zu einer mangelhaften Entleerung der Brust, z. B. wenn Ihr Kind plötzlich mehrere Stunden in der Nacht schläft oder aus unterschiedlichen Gründen nicht genug Milch abtrinkt. Druck auf das Drüsengewebe, Einschnürungen durch BH- Träger, Tragesack oder Tragetuch, Beckenbodenübungen während des Stillens, kalte Zugluft, ein feucht-kalter Badeanzug und alles, was über längere Zeit ein Frösteln auslöst, kommen ebenfalls als Auslöser infrage.

Häufig weist ein Milchstau auf eine Überlastungssituation hin, die sich hinter den genannten Ursachen versteckt oder den Milchstau verursacht. Die weibliche Brust ist in der Stillzeit wie ein Seelenbarometer und reagiert manchmal sensibel auf Stress, Angst, Überanstrengung, Är-ger oder die Trennung vom Kind. Wenn Sie innerlich sehr angespannt sind, kann es passieren, dass die Brust sich ebenso verhält. Die Milchgänge verengen sich, die Milch kann nicht fließen und staut sich im Drüsengewebe.

Jetzt geht es darum, alles wieder ins Fließen zu bringen – und das gelingt am besten und schnellsten mit viel Ruhe, am besten Bettruhe und Unterstützung, besonders wenn Geschwister versorgt werden müssen. Forschen Sie gemeinsam mit Ihrem Partner nach möglichen Ursachen und Lösungswegen. Vielleicht fühlen Sie sich überlastet, allein gelassen, oder eine abfällige Bemerkung hat Sie gekränkt. Jemand hat Ihren Umgang mit dem Baby kritisiert, Ihre Fähigkeiten infrage gestellt, oder Sie hatten zu viele Termine, ein krankes Geschwisterkind, viele schlaflose Nächte etc.

Viele Frauen erleben, dass sich der Stau im Gespräch mit einer Vertrauensperson löst und die Milch wieder leichter fließt.

Stillen Sie Ihr Kind möglichst alle

zwei Stunden, und wecken Sie es zum Trinken. Ihr Baby ist die beste Hilfe, um einen Stau zu lösen. Beachten Sie, dass Ihr Kind gut angelegt ist und richtig saugt. Beginnen Sie immer mit der gestauten Seite und legen Sie das Baby so an, dass sein Unterkiefer in Richtung der gestauten Stelle zeigt. Sie können den Milchfluss fördern, indem Sie die Brust vor dem Anlegen wärmen (Kirschkernsäckchen, feucht-warmes Tuch, fünf Minuten Rotlicht-bestrahlung) und sanft mit Öl massie-ren. Eine warme Hand oder eine Wärmflasche zwischen den Schulter-blättern fördern den Milchfluss. Nach dem Stillen helfen kühlende Um-schläge (s. S. 58). Stillen Sie Ihr Kind mehrmals im Vierfüßlerstand, sodass die Brust frei nach unten hängt und die Milch mit der Schwerkraft fließt. Dazu legen Sie Ihr Kind auf den Rücken; die Beine zeigen entweder zu Ihrem Kopf (beim Stau oberhalb der Brustwarze) oder zu Ihren Füßen (Stau unterhalb der Brustwarze), und Sie beugen sich über Ihr Baby. Stüt-zen Sie Ihre Arme auf eine gerollte Decke oder mehrere Kissen.

Ein Wannenbad, ein warmes Fußbad oder eine heiße Dusche fördern ebenfalls den Milchfluss. Sie können dabei die Brust ganz sanft massieren oder Muttermilch ausstrei-chen, ohne die gestaute Stelle zu drücken oder zu kneten. Die Massage darf auf keinen Fall schmerzhaft sein.

Wenn die Brust sehr berührungs-empfindlich ist, legen Sie einfach nur ruhig Ihre hohle Hand mit geschlos-senen Fingern sanft auf die schmer-zende Stelle. Schließen Sie einen Moment die Augen und atmen ohne Anstrengung ein und aus. Sie können vor Ihrem inneren Auge eine spru-delnde Quelle oder einen fließenden Bach entstehen lassen.

Bitten Sie Ihren Partner oder eine andere Person um eine Rückenmas-sage (s. S. 73), um Verspannungen zu lösen. Fall Sie nicht stillen, sondern die Muttermilch abpumpen, sollten Sie dieses nun alle zwei bis drei Stunden am Tag und alle drei bis vier Stunden in der Nacht tun. Sollte das Abpumpen sehr schmerzhaft sein, wechseln Sie evtl. die Pumpe oder streichen die Milch von Hand aus. Die Symptome sollten nach zwei Tagen deutlich abgeklungen sein. Ein leichter Druckschmerz kann noch einige Tage zu fühlen sein.

71. Ich habe eine Brust-entzündung. Muss ich jetzt abstillen?

Eine Brustentzündung (Mastitis) entwickelt sich häufig auf der Grund-lage eines Milchstaus, der nicht gelöst wurde. Sie kann aber auch spontan auftreten.

Es handelt sich um eine bakterielle

Infektion, die meistens von dem Erreger Staphylokokkus aureus verursacht wird. Die Symptome sind ähnlich wie beim Milchstau (s. Frage 70): Grippegefühl, Fieber (meistens hoch), Hitze- und Spannungsgefühl, Rötung der Haut, Druckempfindlichkeit meist an einer Stelle, die hart zu tasten ist. Wenn der Entzündungsherd weiter innen liegt, ist die betroffene Stelle nicht tastbar, vielleicht auch nicht sofort zu sehen.

Die Brustentzündung ist eine ernsthafte Erkrankung, die unbedingte Bettruhe und eine Erholungszeit nach Abklingen der Symptome erfordert. Sie benötigen jetzt Hilfe im Haushalt, bei der Betreuung Ihres Babys und seiner Geschwister. Ihre Frauenärztin kann Ihnen den Bedarf für eine Haushaltshilfe bescheinigen. Nehmen Sie ebenfalls die Hilfe einer Hebamme oder Stillexpertin in Anspruch. Abstillen wäre in dieser Situation denkbar ungünstig, da die Brust dringend entleert werden muss. Keiner kann das besser als Ihr Kind, wenn es zweistündlich an der Brust saugt.

Wenden Sie alle Maßnahmen an, die für die Behandlung des Milchstaus gelten. Wärmeanwendungen vor dem Stillen sollten jetzt jedoch nicht länger als fünf Minuten durchgeführt werden, um eine Keimvermehrung zu verhindern. Essen Sie etwas Leichtes, z. B. ein Gemüse-

süppchen oder Zwieback mit Tee, und trinken Sie regelmäßig, wenigstens zu den Stillmahlzeiten.

Einige Kinder lehnen die Muttermilch ab, weil sie einen erhöhten Natriumgehalt hat und etwas salziger schmeckt. Wenn Ihr Kind die Brust nicht ausreichend entleert, sollten Sie sie von Hand entleeren. Falls das zu schmerzhaft ist, benutzen Sie eine gute Handmilchpumpe oder elektrische Pumpe (s. S. 104).

Sollten sich die Symptome nach 24 Stunden nicht verbessern oder sogar schlimmer werden, suchen Sie Ihre Frauenärztin auf. In einigen Fällen wird ein stillverträgliches Antibiotikum angeordnet. Sollte durch das Medikament nach zwei Tagen keine Besserung eingetreten sein, ist die gezielte Weiterbehandlung nach einer Keimbestimmung notwendig. Homöopathische Mittel und Akupunktur haben sich bei der Behandlung einer Mastitis bestens bewährt und schon in vielen Fällen eine Antibiotikatherapie verhindert. Eine unbehandelte Brustentzündung kann zu einer Abszessbildung führen.

72. Kann ich mit einem Abszess weiterstillen?

Ein Abszess geht meist mit einem schweren Krankheitsgefühl einher, da er sich über einen längeren Zeitraum entwickelt hat.

Bei einem Abszess hat sich Eiter im Gewebe angesammelt und abgekapselt, was im Ultraschallbild gut zu erkennen ist. Ein Abszess kann punktiert werden, wird aber meistens chirurgisch eröffnet, entleert und anschließend noch einige Tage über eine Drainage gespült. Die gesunde Brust kann sofort nach dem Eingriff weiterstillen. Wenn die Wunde vom Brustwarzenhof weit genug entfernt liegt, kann das Kind auch an dieser Seite wieder angelegt werden.

Das Weiterstillen unterstützt die Therapie, da die Brust unentwegt Milch produziert und entleert werden muss. Wenn das Anlegen auf der erkrankten Seite zu schmerzhaft oder noch nicht möglich ist, muss sie von Hand oder mit der Pumpe entleert werden. Möglicherweise tritt aus der Wunde ein wenig Milch. Das ist nicht besorgniserregend, sondern eher wundheilungsfördernd. Die endgültige Heilung dauert etwa vier bis sechs Wochen.

73. Was ist beim Stillen nach einem Kaiserschnitt zu beachten?

Selbstverständlich können Sie nach einem Kaiserschnitt Ihr Baby stillen. In einigen Kliniken ist es inzwischen üblich, dass die werdenden Väter ihre Frauen in den OP begleiten dürfen, sofern keine Vollnarkose ansteht. Wenn es dem Neugeborenen gut geht, kann Ihr Partner es in jedem Fall empfangen und im Arm halten oder auf seine nackte Brust legen, bis die Operation abgeschlossen ist. Viele Männer genießen diese erste Intimität mit ihrem Kind und berichten später ausführlich über die ersten Lebensminuten. Das wiederum hilft ihren Frauen, eine «Erlebnislücke» zu schließen, insbesondere, wenn der Kaiserschnitt in Vollnarkose durchgeführt wurde.

Das erste Anlegen richtet sich immer nach dem Befinden der Mutter und dem Wachzustand des Babys. Es ist unabhängig von der Art der Betäubung (Vollnarkose, Peridural- oder Spinalanästhesie). Das heißt, sobald Sie wach sind und sich bereit fühlen, können Sie Ihr Baby begrüßen und stillen. Es kann sein, dass Sie vor dem ersten Stillen etwas Zeit benötigen, mit dem Geburtserlebnis umzugehen und Kontakt mit Ihrem Kind aufzunehmen. Vielleicht war der Kaiserschnitt ungeplant und wurde sehr eilig in Vollnarkose durchgeführt, was für Sie noch immer schockierend ist. Möglicherweise ist Ihnen das Baby ganz fremd, oder Sie sind enttäuscht und verletzt, weil Sie sich auf eine normale Geburt gefreut und vorbereitet haben. Diese Gefühle sind ganz normal und müssen erst einmal verdaut werden.

Sprechen Sie in den nächsten Tagen die Erlebnisse mit Ihrem Partner durch und lassen Sie sich die Einzelheiten, an die Sie sich nicht mehr erinnern können, erzählen. Vielleicht haben Sie nach der Operation das Bedürfnis, Ihr Baby nackt zu sehen und auf ihrer Haut zu spüren. Folgen Sie diesen Impulsen und bitten Sie Ihren Partner, das Baby auszuziehen und an Ihren Körper zu legen. Lassen Sie sich Zeit mit diesem ersten Kontakt und bestimmen Sie den Zeitpunkt des ersten Stillversuchs.

Falls Ihr Kind wegen Schmerz- oder Narkosemitteln noch sehr schläfrig ist, kann sich der Stillbeginn verzögern. Beobachten Sie Ihr Baby und versuchen Sie das Anlegen, sobald es Mundbewegungen macht. Setzen Sie sich auf keinen Fall unter Druck, wenn das Stillen nicht sofort gelingt. Sie haben in den nächsten Tagen viel Zeit, das Stillen gemeinsam einzuüben.

Nehmen Sie die Hilfe des Pflege-personals so lange in Anspruch, bis Sie sich sicher fühlen. Probieren Sie aus, welche Stillposition für Sie möglichst schmerzlos und am bequemsten ist.

Falls Sie auf der Seite liegen können, vermeiden Sie jeglichen Druck auf die Naht, indem der Körper des Kindes zu Ihrem Kopf zeigt. Sowohl der Rücken des Kindes als auch Ihr Rücken wird durch Kissen oder eine Rolle gestützt.

Wenn Sie sich zum Stillen noch nicht auf die Seite legen können, stillen Sie in der Rückenlage (Rücklingsstillen). Das Kopfende des Bettes kann dazu etwas hochgestellt werden, oder der Kopf wird durch Kissen gestützt. Die Beine sind aufgestellt oder durch eine Knierolle abgestützt. Schützen Sie die Naht mit einem Kissen. Das Baby liegt parallel zu Ihrem Körper bäuchlings auf Ihrem Bauch, der Kopf liegt genau über der Brust, und die Nase befindet sich in Höhe der Brustwarze. Wenn das Baby an der rechten Brust trinkt, stützen Sie seine Stirn mit der rechten flachen Hand, um die Nase freizuhalten.

Ist diese Position noch unangenehm, kann das Baby auch bäuchlings quer über Ihrem Brustkorb liegen. Dabei stützen Sie ebenfalls die Stirn mit der Hand.

Eine weitere Möglichkeit des Stillens in der Rückenlage ergibt sich, wenn das Kind bäuchlings über Ihre

Schulter gelegt wird. Bei dieser Haltung benötigen Sie Hilfe.

Sofern es möglich ist, sollten Sie auch nach einem Kaiserschnitt Ihr Baby immer bei sich haben und in den ersten Tagen häufig stillen. Nähe, Körper- und Hautkontakt können Ihnen und Ihrem Kind helfen, das Erlebnis der Schnittentbindung zu verarbeiten und zueinander zu finden.

Nach einem Kaiserschnitt kann sich der Milcheinschuss um ein paar Tage verzögern. Das Zufüttern anderer Nahrung wird jedoch meistens durch häufiges Anlegen vermieden. Wenn Sie von Ihrem Kind getrennt sind, weil es z. B. zu früh geboren wurde oder aus einem anderen Grund in der Kinderklinik betreut werden muss, sollten Sie sich so bald wie möglich zu ihm bringen lassen. Beginnen Sie mit dem Abpumpen der Muttermilch ebenfalls so früh wie möglich, damit die Milchbildung in Gang kommt.

Gönnen Sie sich auch nach der Entlassung aus der Klinik viel Ruhe und Zeit mit Ihrem Kind. Sie müssen sich von einer großen Operation erholen und sollten für Entlastung im Haushalt sorgen.

Erkundigen Sie sich bei Ihrer Krankenkasse nach der Bewilligung einer Haushaltshilfe.

74. Muss ich meine Milch auf Schadstoffe untersuchen lassen?

Die Schadstoffkonzentrationen in der Muttermilch sind in den vergangenen Jahren zurückgegangen. Dies wurde erreicht durch das Anwendungsverbot von DDT und ein Produktionsverbot von PCB in Deutschland. Der Dioxinausstoß verminderte sich durch den Einbau von Filtern bei Müllverbrennungsanlagen und Metallhütten.

Muttermilchproben der vergangenen 20 Jahre zeigen eine Reduktion bei Organochlorpestiziden um 50–80 % und bei den Umweltgiften PCB und Dioxinen um 50 %.

Die Nationale Stillkommission der BRD sieht derzeit kein Risiko für Säuglinge und somit keinen Anlass für irgendwelche Einschränkungen des Stillens. Auch zusätzlich zur Beikost und Kleinkindnahrung kann so lange gestillt werden, wie Mutter und Kind es wollen. Sie fordert jedoch aus Gründen der Vorsorge, auch weiterhin geeignete Maßnahmen zur Minimierung der Rückstände aller Fremdstoffe in Frauenmilch zu ergreifen.

Die Verbraucherverbände sehen ebenfalls keinen Anlass für eine generelle Entwarnung. Tagtäglich gelangt eine Vielzahl neuer chemischer Stoffe in unsere Umwelt, deren gesundheitliche Folgen noch nicht bekannt sind.

Sie können Ihre persönliche Schadstoffaufnahme reduzieren, indem Sie z. B. Nahrungsmittel aus biologischem oder biodynamischem Anbau bevorzugen, Rauchen und Passivrauchen vermeiden und umweltschonende Putz- und Waschmittel benutzen. Verzichten Sie auf Weichspüler und verbessern Sie die Raumluft mit ätherischen Ölen oder Duftkräutern. Pflegen Sie Ihren Körper und die Haut Ihres Kindes mit Produkten, die frei sind von synthetischen Duft-, Farb- und Konservierungsstoffen und keine Rohstoffe auf Mineralölbasis enthalten.

Besteht bei Ihnen ein begründeter Verdacht auf eine hohe Schadstoffbelastung (Arbeitsplatz, Wohnung, Wohnort), kann eine Muttermilchuntersuchung durchgeführt werden. Erfragen Sie die Adresse des zuständigen Untersuchungsamtes bei der Verbraucherzentrale oder beim Gesundheitsamt.

75. Was ist beim Stillen von Zwillingen zu beachten?

Beim Stillen gilt eine Grundregel: Die Nachfrage regelt das Angebot! Das Wissen um diesen Zusammenhang hat es den Ammen in der Vergangenheit ermöglicht, bis zu sechs Kinder gleichzeitig zu stillen. Das haben sie zum Teil über Jahre praktiziert und damit ihren Lebensunterhalt gesichert.

Das erfolgreiche Stillen von Zwillingen oder Mehrlingen ist meistens keine Frage der Milchmenge, sondern der Organisation des Alltags. Das erste Lebensjahr mit Mehrlingen ist einfach anstrengend, egal, wie sie ernährt werden. Bauen Sie sich schon in der Schwangerschaft ein Unterstützungsnetz auf, sodass Sie im Haushalt, beim Einkauf und bei der Betreuung von Geschwisterkindern entlastet sind. Überlegen Sie sich gemeinsam mit Ihrem Partner, welche Personen Sie ansprechen wollen, und scheuen Sie sich nicht, um Hilfe zu bitten oder Hilfsangebote anzunehmen. Die Kosten für eine Haushaltshilfe werden nach Vorlage einer Bescheinigung Ihrer Ärztin oder Hebamme zum Teil von den Krankenkassen übernommen. Erkundigen Sie sich bei Ihrer Krankenkasse nach Ihren Ansprüchen und besorgen sich das entsprechende Antragsformular.

Nehmen Sie rechtzeitig Kontakt mit einer Hebamme auf, die Ihnen viele praktische Tipps geben kann und Sie nach der Geburt zu Hause betreut. Sinnvoll ist es auch, mit Ihrem Partner eine Stillgruppe zu besuchen oder Kontakt zu anderen Zwillingseltern aufzunehmen (s. Serviceteil S. 115).

Für den Stillbeginn ist es wie bei allen Babys wichtig, möglichst früh, häufig und ausschließlich zu stillen. Falls Sie nach der Geburt von Ihren Kindern getrennt sind, weil sie in der Kinderklinik betreut werden müssen, sollten Sie so bald wie möglich mit dem Pumpen beginnen, um die Milchbildung anzuregen. Dafür benutzen Sie eine elektrische Milchpumpe und ein Doppelpumpset, mit dem Sie beide Brüste gleichzeitig pumpen (s. S. 104). Lassen Sie sich nicht verunsichern, wenn Sie anfangs nur kleine Mengen Muttermilch gewinnen. Jeder Tropfen ist für Ihre Kinder ausgesprochen wertvoll, und die Mengen werden sich bald steigern. Pumpen Sie alle zwei bis drei Stunden und einmal in der Nacht. Manchmal kommt es auch vor, dass ein Kind schon gestillt werden kann, während das andere noch abgepumpte Muttermilch benötigt. In diesem Fall können Sie nach der Stillmahlzeit abpumpen, oder Sie pumpen, während das Kind an einer Seite trinkt. Gleichzeitiges Stillen und Abpumpen regt die Milch-

bildung an und steigert rasch die Menge. Lassen Sie sich dabei helfen, besonders in den ersten Tagen.

Wenn Sie beide Kinder stillen, haben Sie die Möglichkeit, beide Kinder in verschiedenen Positionen gleichzeitig zu stillen oder jedes einzeln. Lassen Sie sich in die unterschiedlichen Anlegepositionen einweisen, damit Sie möglichst schnell Routine bekommen. Gleichzeitiges Anlegen ist vorteilhaft, wenn ein Kind trinkschwach ist: Das Saugen des stärkeren Geschwisterchens löst den Milchspendereflex aus, wovon das andere profitiert. Wenn die Kinder ein unterschiedliches Trinkverhalten zeigen, sollte jedes Kind immer wieder an beiden Brüsten saugen, damit die Milchbildung gleichmäßig angeregt wird. Gleichzeitiges Stillen spart Zeit, regt die Milchbildung optimal an und befriedigt beide Kinder sofort. Das kann hilfreich sein, wenn beide auf einmal Hunger haben.

Einige Frauen kommen besser zurecht, wenn sie ihre Kinder einzeln an beiden Seiten stillen oder jedes Kind «seine» Brust hat. Solange beide gut gedeihen, können Sie das Stillen ganz nach Ihrem Gefühl handhaben.

Das nächtliche Stillen wird unterschiedlich gehandhabt. Manche Frauen stillen ihre Kinder, wenn sie sich melden. Andere wecken das zweite Kind, nachdem das erste getrunken hat, um selbst eine Schlafpause zu haben. Lassen Sie Ihre Kinder des Nachts auf jeden Fall in Ihrer Nähe schlafen und finden Sie selbst heraus, wie die Nächte am ruhigsten gestaltet werden können. Wichtig ist, dass Sie es während des Stillens bequem haben und Schultern und Arme entspannen können. Stützen Sie Ihren Rücken mit einem Kissen. Umgeben Sie sich rechts und links mit ausreichend großen Kissen, auf denen die Babys hoch genug liegen und bequem das Brustgewebe erfassen können. Zum gleichzeitigen Stillen von Mehrlingen eignet sich besonders gut ein Stillkissen. Wenn Sie im Sitzen stillen, können Sie folgende Positionen ausprobieren (Rückengriff, Wiegegriff, s. S. 43):

Parallelhaltung: ein Kind im Rückengriff, das andere im Wiegegriff; beide Kinder liegen in einer Richtung.

Beide Kinder im *Rückengriff;* beide Babys liegen rechts und links mit ihren Körpern und Beinen nach hinten.

X-Position (bei kleinen Kindern): beide Kinder im Wiegegriff, die kindlichen Körper überkreuzen sich im Bereich ihrer Hüften.

V-Position (bei kleinen Kindern): beide Kinder im Wiegegriff, die Beine der Kinder liegen nebeneinander, und die Körper bilden ein V.

Wenn Sie im Liegen stillen möchten, eignet sich das *Rücklingsstillen,* wobei beide Kinder bäuchlings auf Ihrem Bauch liegen (s. S. 85).

Probieren Sie die verschiedenen Positionen einfach aus. Sie finden schnell heraus, wie Sie und Ihre Kinder am besten zurechtkommen. Viele Zwillinge schlafen in den ersten Wochen übrigens besser, wenn sie in einem Bettchen liegen und nicht voneinander getrennt werden. Sie sind die Nähe aus dem Mutterleib gewohnt.

Beim Stillen von Zwillingen haben Sie einen erhöhten Energiebedarf von etwa 1400 Kilokalorien am Tag. Essen Sie über den Tag verteilt häufig kleine Mahlzeiten und wenigstens einmal warm. Trinken Sie nach Ihrem Durst und stellen Sie sich zu jeder Stillmahlzeit ein Getränk bereit.

76. Ist es auch möglich, Drillinge voll zu stillen?

Da, wie gesagt, die Nachfrage das Angebot regelt, ist das ausschließliche Stillen von Drillingen auch möglich. Sie sollten sich allerdings keinesfalls unter Druck setzen, Ihre Kinder stillen zu müssen.

Versuchen Sie, das Stillen spielerisch und locker anzugehen. Drillinge kommen meistens zu früh zur Welt, und Muttermilch ist für ihr gesundes Gedeihen besonders wertvoll. Stillen Sie Ihre Kinder oder ermöglichen Sie ihnen die Ernährung mit Muttermilch, solange es Ihnen möglich ist. Wenn Sie die Kinder anlegen können, sollte jedes Baby in der Anfangszeit an beiden Seiten trinken, um die Milchproduktion gut anzuregen. Später können Sie ausprobieren, wie die Bedürfnisse der Kinder am besten befriedigt werden.

Wahrscheinlich werden Sie häufig zwei Kinder gleichzeitig stillen (s. S. 88). Sie benötigen selbstverständlich noch mehr moralische und vor allem praktische Unterstützung als bei Zwillingen. Erkundigen Sie sich bei einer Stillgruppe oder Ihrer Hebamme nach Adressen von Drillingseltern. Zuallermeist sind diese gern bereit, gute und vor allem realistische Tipps zum Umgang mit der Kinderschar zu geben.

77. Mein Baby will plötzlich nicht mehr an die Brust. Was kann ich tun?

Es kommt immer wieder vor, dass Kinder wie aus heiterem Himmel das Trinken an der Brust verweigern. Sie schreien, sobald sie in die Nähe der Brust kommen, und es ist nicht möglich, sie anzulegen. Diese schwierige Situation wird «Stillstreik» genannt.

Sie fühlen sich vielleicht als Mutter abgelehnt oder befürchten, dass Ihre Milch nicht in Ordnung ist. Beziehen Sie das Verhalten Ihres Kindes nicht auf Ihre Person, sondern versuchen Sie, mögliche Gründe herauszufinden. Überbrücken Sie die Zeit, indem Sie Muttermilch abpumpen oder die Brust von Hand entleeren, so häufig, wie das Baby sonst gestillt wurde. Füttern Sie die Milch mit einem Becher oder Löffel und überlegen Sie, welche Auslöser für den Stillstreik infrage kommen könnten.

Einige Kinder reagieren auf ein neues Parfüm, Waschmittel, Duschgel, Deodorant oder Seife oder einen unbekannten Geschmack wie z. B. Gewürze, neue Speisen mit intensivem Geschmack wie z. B. Spargel, Medikamente, Vitaminpräparate oder Alkohol. Auch das Einsetzen der

Menstruation kann den Geschmack der Muttermilch verändern.

Möglicherweise hat Ihr Baby Schmerzen beim Zahnen, oder Sie haben auf das Beißen des Kindes heftig reagiert, und es hat sich erschreckt. Vielleicht hatten Sie einen heftigen Streit, oder die letzten Tage waren sehr stressig. Manchmal ist auch eine Erkältung, ein Schnupfen oder eine Ohrenentzündung der Auslöser für den Streik.

Wenn Sie den Grund nicht herausfinden, sollten Sie Ihre Kinderärztin aufsuchen, damit sie abklären kann, ob eine organische Ursache infrage kommt. Gewähren Sie Ihrem Kind in dieser Situation viel Körperkontakt und direkten Hautkontakt. Tragen Sie es häufig im Tragetuch oder Tragesack, massieren Sie Ihr Kind und baden Sie gemeinsam. Vielleicht lässt es sich ja im warmen Wasser stillen. Viele Kinder lassen sich im Halbschlaf oder nachts wieder anlegen. Bleiben Sie geduldig und liebevoll und sorgen Sie für eine entspannte Atmosphäre.

Wenn Sie zwanghafte Anlegeversuche vermeiden und sich selbst und Ihrem Kind viel Ruhe und Zeit einräumen, wird der «Streik» vermutlich schnell überwunden sein.

78. Ich habe leider viel zu früh abgestillt. Gibt es eine Möglichkeit, doch wieder zu stillen?

Wenn Sie Ihr Baby nach dem Abstillen doch wieder stillen möchten, steht dem nichts im Wege. Es ist unabhängig davon, ob Sie früh medikamentös abgestillt haben oder die Milchmenge durch das Zufüttern künstlicher Säuglingsnahrung zurückgegangen ist. Lassen Sie sich bei diesem Vorhaben ausführlich von einer erfahrenen Hebamme oder Stillexpertin beraten und unterstützen.

Sie brauchen für den Umstellungsprozess Zeit, Ruhe und Geduld. Sehr hilfreich ist es, wenn Ihr Partner Ihnen dabei den Rücken stärkt. Und das im wahrsten Sinne des Wortes: Regelmäßige Massagen im oberen Rückenbereich wirken entspannend und milchfördernd (s. S. 73). Gewähren Sie Ihrem Baby viel Hautkontakt und lassen Sie es nackt an Ihrem Busen schmusen.

Die wirkungsvollste Anregung der Milchbildung ist gegeben, wenn Ihr Kind wieder regelmäßig alle zwei bis drei Stunden an der Brust saugt. Mit der Zeit kann sich die Milchmenge auch wieder dem Bedarf des Kindes anpassen. Bis dahin stillen Sie mit Hilfe eines Brusternährungssets

(Bezugsadresse S. 119). Dabei erhält das Baby während des Stillens
gleichzeitig Nahrung durch ein
dünnes Schläuchlein, das Sie an
Ihrem Busen festkleben. Die Zusatznahrung befindet sich in einer Flasche, die an Ihrem Hals hängt
(s. S. 106). Mit zunehmenden Muttermilchmengen nimmt der Anteil an
Zusatznahrung ab, was mehrere
Wochen dauern kann.

Falls Ihr Baby nicht befriedigend
an der Brust saugt, können Sie die
Milchbildung mit einer elektrischen
Milchpumpe in Gang setzen. In
diesem Fall sollten beide Brüste
gleichzeitig mit einem Doppelpumpset gepumpt werden. Pumpen Sie
zweistündlich am Tag und einmal in
der Nacht für die Dauer von etwa 15
Minuten.

Lassen Sie Ihrem Kind Zeit, mit der
Brust wieder vertraut zu werden.
Probieren Sie verschiedene Stillposi-
tionen aus oder versuchen Sie ein-
mal, Ihr Baby in der Badewanne zu
stillen (ausführliche Informationen
Hormann 1998, s. Literaturliste
S. 113).

79. Mein Baby bekommt Zähne. Kann ich weiterstillen?

In der Zahnungszeit haben viele
Babys ein vermehrtes Kau- und
Beißbedürfnis, was manche, aber
längst nicht alle an der Brust ausprobieren. Das ist ausgesprochen
schmerzhaft und kann die Brustwarze
verletzen. Sie müssen Ihrem Kind
beibringen, dass es an der Brust nicht
beißen und kauen darf. Nehmen Sie
das Kind sofort von der Brust ab,
wenn es kaut oder beißt. Lösen Sie
dazu das Vakuum, indem Sie Ihren
kleinen Finger in den Mundwinkel des
Kindes schieben. Geben Sie ihm
einen kalten Beißring und legen Sie
es später wieder an. Erklären Sie ihm
in ernsthaftem Ton, dass Beißen
schmerzhaft ist und dass Sie es nicht
gestatten.

Beobachten Sie Ihr Kind beim
Trinken.

Wenn Sie bemerken, dass es
schon seinen Durst gestillt hat,
sollten Sie es von der Brust lösen.
Einige Babys reagieren mit einem
Stillstreik (s. S. 90), wenn die Mutter
nach einem Biss aufschreit. Sie
bringen den Aufschrei nicht mit ihrem
Zubeißen, sondern mit dem Trinken in
Verbindung. Beruhigen Sie Ihr Kind,
und geben Sie ihm häufig die Gelegenheit, auf verschiedenen Dingen
herumzubeißen.

Vielen Kindern hilft in der Zahnungszeit das dauerhafte Tragen eines Bernsteinkettchens (Juwelier, Edelsteinladen). Seit Jahrhunderten gilt der Bernstein als Zahnungshilfe. Homöopathische Mittel (z. B. Osanit, Chamomilla) können ebenso die Zahnungszeit erleichtern. Fragen Sie hierzu eine homöopathisch versierte Person.

80. Ich habe einen Magen-Darm-Infekt. Darf ich weiterstillen?

Wenn Sie akut an einer Infektionskrankheit erkrankt sind, bietet das Stillen den besten Infektionsschutz für Ihr Kind. Die Muttermilch enthält Antikörper und andere Schutzstoffe, die den kindlichen Organismus bei der Abwehr der Infektion unterstützen.

Aus diesem Grund sollten Sie z. B. bei einem Magen-Darm-Infekt, Harnwegsinfekt, bei Erkältungskrankheiten, grippalen Infekten oder Hals- oder Ohrenentzündungen unbedingt weiterstillen. Allerdings benötigen Sie dringend Unterstützung im Haushalt und bei der Betreuung des Babys und seiner Geschwister. Sie brauchen Ruhe (am besten Bettruhe), um Ihren Infekt auszukurieren und gleichzeitig zu stillen.

81. Darf ich in der Stillzeit Medikamente einnehmen?

In der Stillzeit können Krankheiten auftreten, die medikamentös behandelt werden müssen. Bei vielen Erkrankungen helfen sehr gut homöopathische Mittel, was in der Stillzeit völlig unbedenklich ist. Die «Globuli» genannten Kügelchen haben eine hohe Wirksamkeit, und Sie sollten eine Selbstmedikation nur vornehmen, wenn Sie fachkundig sind. Wenden Sie sich im Krankheitsfall an eine Homöopathin oder homöopathisch arbeitende Ärztin. Tee und Kräuteranwendungen sowie Aromatherapie sind mit entsprechenden Kenntnissen ebenfalls unbedenklich anzuwenden.

Viele Medikamente gehen in die Muttermilch über und gelangen in unterschiedlichen Konzentrationen ins kindliche Blut. Sie können den Geschmack der Muttermilch und das Aussehen des kindlichen Stuhls verändern.

Fast alle Krankheiten lassen sich mit einem stillverträglichen Medikament behandeln. Sie können während der Einnahme des entsprechenden Medikaments weiterstillen, ohne Ihrem Kind zu schaden.

Informieren Sie im Krankheitsfall Ihre Ärztin darüber, dass Sie stillen und ein Medikament benötigen, mit dem Sie weiterstillen können. Für die Auswahl des Medikaments spielen das Alter und Gewicht sowie die Ernährung des Kindes eine Rolle. Manchmal wird vorschnell zum Abstillen geraten, ohne die Konsequenzen eines plötzlichen Abbruchs der Stillbeziehung zu überdenken. Die Informationen auf Beipackzetteln oder in der Roten Liste sind unzureichend für die Medikamententherapie in Schwangerschaft und Stillzeit. Detaillierte Informationen sind in dem Buch «Arzneiverordnung in Schwangerschaft und Stillzeit» (s. Serviceteil S. 113) zu finden.

Grundsätzlich sollten Sie Medikamente nur nach Absprache mit Ihrer Ärztin einnehmen.

Falls Sie wegen eines Medikaments das Stillen unterbrechen müssen, können Sie die Milchbildung aufrechterhalten, indem Sie die Muttermilch vorübergehend abpumpen und wegschütten. Nach Absetzen des Medikaments stillen Sie weiter. Ihre Ärztin kann Ihnen ein Rezept für eine elektrische Milchpumpe ausstellen.

82. Muss ich aufgrund einer Zahnbehandlung das Stillen unterbrechen?

Heutzutage ist es nicht mehr nötig, das Stillen wegen einer örtlichen Betäubung zu unterbrechen. Die lokalen Betäubungsmittel erlauben ein Weiterstillen, sobald Sie sich dazu in der Lage fühlen. Auch nach einer Narkose können Sie stillen, sobald es Ihnen möglich ist.

Sie sollten in der Stillzeit keine Amalgamfüllungen bekommen und keine Grundsanierung der Zähne vornehmen lassen, bei der alte Amalgamfüllungen entfernt werden. Dabei gelangt zu viel Quecksilber in die Muttermilch.

Falls eine größere Zahnbehandlung notwendig ist, kann es für Sie entlastend sein, wenn eine andere Person zwischenzeitlich Ihr Kind mit der Milch füttert, die Sie vorher abgepumpt oder ausgestrichen haben.

83. Darf ich in der Stillzeit Sport treiben?

Gegen sportliche Aktivitäten in der Stillzeit ist nichts einzuwenden. Ganz im Gegenteil: Sport belebt Ihren Körper, regt die Durchblutung an, baut Spannungen ab und ist ein guter Ausgleich für die Anstrengungen des Alltags. Sie müssen nicht befürchten, dass Ihre Milch durch Sport sauer wird. Es ist nicht nötig, das Stillen nach sportlicher Betätigung hinauszuzögern. Ein möglicher Milchsäureanstieg nach Leistungssport baut sich rasch wieder ab.

Beginnen Sie zunächst mit Übungen zur Stärkung des Beckenbodens, der schrägen Bauchmuskeln und der Rückenmuskulatur. Vier bis sechs Wochen nach der Geburt können Sie die Übungen in einem Kurs zur Rückbildungsgymnastik intensivieren. Beckenbodenübungen sollten Sie niemals während des Stillens durchführen. Sie erfordern Konzentration und ein Anspannen der Muskulatur, wobei sich häufig reflektorisch der Mund mit anspannt. Beim Stillen sollen Sie sich aber öffnen und entspannen und die Milch fließen lassen.

Im Anschluss an die Rückbildungsgymnastik können Sie einem Sport Ihrer Wahl nachgehen. Beim Joggen ist das Tragen eines gut stützenden BHs sinnvoll. Sollten Sie ins Schwimmbad gehen, können Sie Ihre Brustwarzen vorher dünn mit einer reinen Lanolinsalbe einreiben (Lansinoh, Purelan). Das schützt vor Chlor und Bakterien. Im Fitnesscenter bevorzugen Sie am besten Übungen zur Stärkung der schrägen Bauchmuskeln. Lassen Sie sich beraten, welche Übungen für Sie sinnvoll sind. Nach einem Saunabesuch sollten Sie reichlich trinken. Es kann passieren, dass die Wärme der Sauna den Milchfluss auslöst. In diesem Moment drücken Sie Ihre Handballen gegen die Brustwarzen, bis der Milchfluss aufhört.

84. Wie kann ich mich in der Stillzeit gesund ernähren?

In der Schwangerschaft und Stillzeit bekommt das Thema Ernährung für viele Frauen eine ganz neue Bedeutung. Wenn Sie schon in der Schwangerschaft auf eine gesunde Mischkost geachtet haben, müssen Sie jetzt nicht viel ändern. In der Stillzeit ist es wichtig, dass Sie sich abwechslungsreich und ausgewogen ernähren, aber nicht zu viel Aufwand betreiben. Vor allem sollte das Essen Ihnen schmecken und Ihren Genuss steigern. Zwingen Sie sich nicht,

Nahrungsmittel zu essen oder Tees zu trinken, die Sie gar nicht mögen.

Ihr Körper hat sich bereits in der Schwangerschaft mit seinem Stoffwechsel und Verdauungssystem auf eine optimale Nährstoffverwertung eingestellt und außerdem etwa vier bis fünf Kilogramm Fett als Energiereserve angelegt. Hormonell bedingt, sinkt Ihr Energieverbrauch in der Stillzeit, und die Nährstoffe aus Ihrer Nahrung stehen in erster Linie der Milchbildung zur Verfügung. Ihr Körper verbraucht rund 700 kcal täglich für die Milchbildung, wofür Sie aber nur etwa 300 kcal an zusätzlicher Nahrung zu sich nehmen müssen.

Eine mangelhafte Ernährung beeinflusst weniger die Qualität der Muttermilch, als dass sie zulasten Ihrer Gesundheit und Ihres Wohlbefindens geht. Häufig stellt sich in den ersten Wochen nicht die Frage nach Kalorien und Inhaltsstoffen, sondern nach der Zeit für die eigene Ernährung: Plötzlich ist es Mittag – und Sie haben noch gar nicht gefrühstückt.

Gesunde Ernährung ist nicht kompliziert und muss auch nicht aufwendig sein. Ein paar Dinge gibt es zu beachten: Ihre Nahrung sollte ausgewogen und abwechslungsreich sein, mit einem hohen Anteil an unverarbeiteten Lebensmitteln, überwiegend pflanzlicher Herkunft.

Am besten ist es, wenn die Nahrungsmittel so weit wie möglich frei sind von schädlichen Stoffen, z. B. aus kontrolliert biologischem Anbau oder biologisch-dynamischem Anbau. Wählen Sie überwiegend frisches, heimisches Gemüse und Obst entsprechend der Jahreszeit. Je weniger das Nahrungsmittel verarbeitet ist, desto höher ist der Gehalt an Vitaminen und Mineralstoffen. Brot aus frisch gemahlenem Getreide und Gerichte aus Vollgetreide (Vollreis, Vollkornnudeln) sättigen gut, schmecken lecker und regen die Verdauung an. Wenn Sie Fleisch essen, sollten Sie auf eine gute Qualität achten und sich nach der Herkunft erkundigen. Nach einer Empfehlung des Bundesinstituts für gesundheitlichen Verbraucherschutz sollen schwangere und stillende Frauen einige Fischsorten wegen hoher Quecksilberbelastung nicht mehr essen: Aal, Barsch, Hecht, Heilbutt, Rotbarsch, Steinbeißer, Seeteufel und Thunfisch.

Essen Sie lieber häufiger kleine Mahlzeiten als drei große. Bereiten Sie sich kleine Snacks, die Sie zwischendurch oder während des Stillens essen können und die keiner komplizierten Vorbereitung bedürfen, wie z. B.: Käsewürfel und Obststücke, Kräuterquark oder Avocadocreme zu geschnittenen Stücken von Kohlrabi, Möhren, Paprika, Gurke, Fenchel, Chicorée, Staudensellerie; Müsli mit Weizenkeimen, Obst und Nährhefe-

flocken; Getreideflocken oder Frisch-
kornbrei mit Obst; Vollkornbrot mit
Käse, Mandelmus, Nussmus, Sesam-
mus (Tahine), Ei oder Nährhefeauf-
strich (Tartex, Reformhaus); Tomaten
mit Mozzarella, Olivenöl und Balsam-
essig; Joghurt mit Obst und Nähr-
hefeflocken; Studentenfutter, Nüsse,
Mandeln, getrocknete Früchte;
Schafskäse mit Oliven.

In der Stillzeit benötigen Sie
vermehrt Eiweiß, Calcium, Vitamine
und hochwertige Fette. Besonders
eiweißreich sind: Milch, Buttermilch,
Kefir, Joghurt, Käse, Eier, Fisch,
mageres Fleisch, Getreide, Müsli,
Keime und Sprossen, Hülsenfrüchte
und Nüsse.

Viel Calcium ist enthalten in: Milch
und Milchprodukten, Mozzarella,
Vollgetreideprodukten, Amaranth,
Kichererbsen, Sojabohnen, Tofu,
Haselnüssen, Mandeln, Pistazien,
Sonnenblumenkernen, Sesam,
Fenchel, Gartenkresse, Spinat,
Grünkohl, getrockneten Aprikosen,
Rosinen, getrockneten Feigen,
Datteln, Himbeeren, grünen Oliven.

Besonders reich an Vitamin C sind
folgende Obst und Gemüse:

Schwarze Johannisbeeren, Sand-
dorn, Apfelsinen, Hagebutten, Pfir-
siche, Tomaten, grüner und roter
Paprika, Kohl, Kohlrabi, Rosenkohl,
Broccoli.

Für Ihre Fettversorgung eignen
sich hochwertige Fette wie Butter,

Sahne und vor allem kalt gepresste
Pflanzenöle mit ungesättigten Fettsäuren, wie Sonnenblumen-, Mais-
keim-, Raps- oder Distelöl.

Ungesättigte Fettsäuren haben für
das Wachstum des Gehirns und der
Nervenzellen Ihres Kindes eine große
Bedeutung. Nach einer fettreichen
Mahlzeit steigt der Fettgehalt der
Muttermilch.

Süßigkeiten können Sie in Maßen
zu sich nehmen, vermeiden Sie aber
einen übermäßigen Konsum von
raffiniertem Weißzucker und gezu-
ckerten Produkten. Probieren Sie mal
aus, mit Ahornsirup, Agavendicksaft,
Rohrzucker oder Honig zu süßen.

Leckere Rezepte und weitere
Informationen finden Sie in dem Buch
von Bettina Salis und Claudia Muir:
«Was stillende Mütter essen sollen»
(s. Serviceteil S. 113).

85. Ich ernähre mich vegetarisch. Was muss ich in der Stillzeit beachten?

Eine vegetarische Ernährung, die
Milchprodukte einschließt, ist mit
dem Stillen zu vereinbaren. Die
Muttermilch von Vegetarierinnen ist
weniger mit Schadstoffen belastet.

Wichtig ist der Verzehr eisenrei-
cher Nahrungsmittel in Kombination
mit Vitamin-C-reichen Lebensmitteln.

Besonders eisenreich sind z. B. Amaranth, Hirse, Grünkern, Haferflocken, Roggen- und Weizenschrot, Weizenkeime oder andere Keime, Müsli, Mandeln, Schwarze Johannisbeeren, Erdbeeren, Himbeeren, Blumenkohl. Sie erreichen eine optimale Eiweißzufuhr, wenn Sie verschiedene eiweißhaltige Lebensmittel miteinander kombinieren. So können sich die Bausteine der Eiweiße (Aminosäuren) ergänzen und vollständig von Ihrem Körper aufgenommen werden. Folgende Kombinationen bieten sich beispielsweise an: Reis und Hülsenfrüchte, Mais und Hülsenfrüchte, Reis und Nährhefe, Weizen und Soja, Eier und Kartoffeln, Milch und Getreide, Weizenkeime und Reis, Pilze und Erbsen oder Rosenkohl, Blumenkohl, Broccoli.

Wenn Sie sich streng vegan oder makrobiotisch ernähren und keine tierischen Produkte verzehren, besteht das Risiko einer Mangelversorgung mit Eisen, Calcium und vor allem Vitamin B12. Das kann die kindliche Gesundheit gefährden. Lassen Sie sich in diesem Fall bezüglich der Zufuhr dieser Stoffe dringend beraten.

86. Welche Speisen lösen bei meinem Kind Blähungen aus?

Es kommt immer wieder vor, dass Kinder auf bestimmte Speisen und Getränke mit Blähungen oder wunder Haut im Windelbereich reagieren. Daraus den Schluss zu ziehen, prophylaktisch alle Speisen zu meiden, die eventuell infrage kämen, wäre unsinnig.

Grundsätzlich gilt: Essen Sie alles, was Ihnen schmeckt und bekommt, und beobachten Sie, wie Ihr Kind darauf reagiert. Viele Frauen können in der Stillzeit ihre gewohnte Ernährung fortsetzen. Es wäre schade und unnötig, wenn Sie sich alle leckeren Speisen verbieten würden, ohne sie vorher probiert zu haben. Es gibt sogar Kinder, die besonders begeistert trinken, wenn ihre Mütter Knoblauch gegessen haben ...

Ihre Milch verändert sich entsprechend Ihrer Ernährung im Geschmack. Möglicherweise erleben Sie, dass Ihr Kind auf einen Geschmack reagiert, den es nicht mag. Dann müssen sie das auslösende Nahrungsmittel (oder Medikament) meiden. Wenn die Kinder später Beikost bekommen, sind sie schon an verschiedene Geschmacksrichtungen gewöhnt.

Sollte Ihr Kind unter Koliken

leiden, Hautausschläge entwickeln, wund werden oder plötzlich die Muttermilch nicht mögen, können Sie ausprobieren, ob eine Besserung eintritt, wenn Sie ein verdächtiges Nahrungsmittel weglassen. Etwa vier bis sechs Stunden nach Ihrer Mahlzeit tauchen die Nahrungsbestandteile in der Muttermilch auf. Das heißt, Sie müssen kein Nahrungsmittel in Betracht ziehen, das Sie vor zwei Tagen gegessen haben. Wenn Sie innerhalb von 24 Stunden nach Aussetzen des verdächtigen Nahrungsmittels eine Besserung feststellen, sollten Sie es vorläufig meiden und nach einigen Wochen wieder testen.

Nahrungsmittel, die Sie selbst oder Ihr Partner nicht gut vertragen, können auch beim Kind Reaktionen hervorrufen. Meiden Sie alles, was bei Ihnen unangenehme Blähungen auslöst.

87. Ich bin Allergikerin. Sollte ich bestimmte Nahrungsmittel vermeiden?

Säuglinge gelten als allergiegefährdet, wenn mindestens ein Verwandter ersten Grades (Eltern, Geschwister) an einer Allergie leidet. Prinzipiell können Sie sich an die Ernährungsempfehlungen halten, die für alle

stillenden Frauen gelten. Vermeiden Sie möglichst Lebensmittel, auf die Sie und Ihr Partner allergisch reagieren.

Wenn in Ihrer Familie eine allergische Belastung vorliegt, kann es sein, dass Ihr Kind schon in der Stillzeit Symptome wie z. B. Husten, Hautausschläge, Koliken zeigt. In diesem Fall können Sie zeitlich begrenzt nach Absprache mit der Kinderärztin einen Diätversuch wagen. Meiden Sie dann Kuhmilch, Fisch, Hühnerei, Soja, Weizen, Nüsse, Schokolade und Zitrusfrüchte. Wenn sich das Befinden bessert, können Sie gemeinsam mit der Kinderärztin und einer Ernährungsberaterin das weitere Vorgehen absprechen. Wenn Sie über längere Zeit auf Milchprodukte ganz verzichten, fehlt Ihnen ein wichtiger Calciumlieferant. Lassen Sie sich gut beraten, wie Sie die Lücke schließen können. Ausführliche Informationen erhalten Sie bei der Arbeitsgemeinschaft Allergiekrankes Kind e.V. (Adresse auf S. 116).

88. Darf ich in der Stillzeit eine Diät machen?

In der Stillzeit sollten Sie keine Diät machen, da Ihr Körper die Fettreserven benötigt, die in der Schwangerschaft für die Milchbildung angelegt wurden. Normalerweise verlieren Frauen durch das Stillen ein bis zwei Kilogramm pro Monat an Körpergewicht, ohne eine Diät einzuhalten.

Ein übermäßiger Fettabbau würde die Schadstoffkonzentration in der Muttermilch steigern, da die Schadstoffe im Fettgewebe gespeichert werden.

89. Wie viel muss ich in der Stillzeit trinken?

Es ist völlig ausreichend, wenn Sie in der Stillzeit zwei bis drei Liter Flüssigkeit am Tag durch Speisen und Getränke zu sich nehmen. Richten Sie sich bei der Trinkmenge in erster Linie nach Ihrem Durst und zwingen Sie sich nicht zum übermäßigen Trinken.

Falls Ihr Urin sehr dunkel ist, sollten Sie die Trinkmenge steigern. Die meisten Frauen verspüren während des Stillens plötzlich großen Durst, denn das Milchspendehormon Oxytozin und das Hormon, das den Durst regelt, stehen in Zusammenhang. Zu viel Flüssigkeit kann den Milchspendereflex behindern, sodass die Milch zurückgehalten oder der Milchfluss verzögert wird. Stellen Sie sich zu jeder Stillmahlzeit ein Getränk in Griffnähe und übergehen Sie nicht Ihre Durstgefühle.

90. Wie viel Kaffee kann mein Kind vertragen?

Koffein, ein Bestandteil des Kaffees, regt das Nervensystem und die Herztätigkeit an und steigert den Blutdruck. Es gelangt schnell in die Muttermilch und benötigt für den Abbau im kindlichen Organismus mehrere Tage. Koffein kann Ihr Baby unruhig, nervös und schlaflos machen. Gegen ein bis zwei Tassen Kaffee am Tag ist nichts einzuwenden. Wenn Ihr Baby mit Unruhe reagiert, sollten Sie den Kaffeegenuss auf den Vormittag beschränken oder koffeinhaltige Getränke ganz meiden. Koffein befindet sich auch (in geringerem Maß) in schwarzem und grünem Tee, Colagetränken und einigen Energy-Drinks.

91. Darf ich in der Stillzeit Alkohol trinken?

Alkohol gelangt kurze Zeit nach der Einnahme in gleicher Konzentration in die Muttermilch und wird im kindlichen Körper sehr langsam abgebaut. Alkoholkonzentrationen im mütterlichen Blut können den Milchfluss hemmen. Das Kind erhält in der Folge trotz verstärkten Saugens vergleichsweise weniger Milch. Die Brüste fühlen sich voller an, sodass die Mutter glaubt, der Alkohol habe ihre Milchmenge gesteigert. In Wirklichkeit kann regelmäßiger Alkoholkonsum die Milchmenge reduzieren.

Bis heute erhalten stillende Mütter nicht selten den Rat, zu ihrer Entspannung Alkohol zu trinken. Sinnvoller wären allerdings andere Methoden der Entspannung, wie z. B. ein genüssliches Wannenbad, eine Rücken- oder Fußmassage, eine Haushaltshilfe etc. Alkohol verändert den Geschmack der Muttermilch und kann das Kind schläfrig und trinkfaul machen. Wenn Sie gelegentlich ein Glas Sekt, Bier oder Wein zu einem besonderen Anlass trinken, ist das hingegen kein Grund abzustillen. Regelmäßiger Alkoholkonsum, wie z. B. jeden Tag ein Glas Bier, kann allerdings die gesunde Entwicklung eines Babys und die Milchbildung beeinträchtigen. Der Genuss hochprozentiger alkoholischer Getränke wie Rum, Whisky oder Schnaps ist mit dem Stillen nicht zu vereinbaren.

92. Gibt es Getränke und Speisen, die meine Milchmenge beeinflussen?

Die Milchmenge kann sich reduzieren, wenn Sie 2 – 4 Tassen Salbei-, Pfefferminz-, Hibiskus- oder Petersilienwurzeltee am Tag trinken (Zubereitung: 1 TL der getrockneten Kräuter mit $\frac{1}{4}$ l heißem Wasser übergießen, 10 Min. ziehen lassen). Matetee kann den Appetit hemmen und ist in der Stillzeit nicht zu empfehlen.

Milchbildungstee wird seit Generationen stillenden Frauen empfohlen. Die Zutaten wirken zusätzlich blähungsmindernd und verdauungsfördernd. Trinken Sie höchstens einen Liter Stilltee am Tag. Sie bekommen ihn als Fertigmischung, oder Sie lassen sich den Tee in der Apotheke mischen. Lassen Sie die Samen anstoßen oder stoßen Sie diese im Mörser jeweils frisch an. Bewahren Sie den Tee in einer Dose auf. Bewährt hat sich eine Mischung zu gleichen Teilen aus Fenchel, Schwarzkümmel, Anis, Dill, Majoran, Melisse und Frauenmantel (Zubereitung: 4

gehäufte TL mit 1 l kochendem Wasser übergießen, nach 10 Min. abseien, in der Thermoskanne aufbewahren).

Wenn Sie sehr nervös und angespannt sind, lassen Sie sich zu gleichen Teilen einen Tee aus Melisse, Johanniskraut, Hopfen und Lavendel mischen und trinken zwei Becher am Tag (Zubereitung: 2 TL mit $\frac{1}{4}$ l kochendem Wasser übergießen, 10 Min. ziehen lassen).

Günstige Getränke in der Stillzeit: Rotbuschtee, Getreidekaffee, kohlensäurearmes Mineralwasser, Obst- und Gemüsesaftschorle, wechselnde Kräutertees.

Nährhefe- und Bierhefeflocken sowie kräftigen Suppen werden traditionell eine milchsteigernde Wirkung zugesprochen.

93. Wie kann ich Muttermilch aufbewahren?

Wenn Sie sich einen kleinen Vorrat an Muttermilch anlegen wollen, können Sie dazu die Brust von Hand entleeren oder abpumpen. Füllen Sie die Milch in Gefäße aus Kunststoff oder Glas mit Schraubverschluss und beschriften Sie diese mit Datum und Uhrzeit.

Bei Zimmertemperatur ist Muttermilch sechs bis acht Stunden haltbar.

Hinten im Kühlschrank (nicht in der Tür) ist sie bei +4° C maximal acht Tage haltbar. Zum Einfrieren können Sie auch spezielle Muttermilchgefrierbeutel benutzen (Bezugsadresse auf S. 119). Die Milch ist in einem Tiefkühlabteil des Kühlschranks zwei Wochen haltbar. In einem Tiefkühlabteil mit eigenständiger Kühlung ist sie maximal vier Monate haltbar. Im Tiefkühlgerät ist sie bei −18° C sechs Monate haltbar. Sie können frische Milch im Kühlschrank $\frac{1}{2}$ Stunde abkühlen lassen und der gefrorenen Milch hinzufügen. Dabei sollte die Menge der frischen Milch geringer sein.

Zum Transport gekühlter oder gefrorener Milch benutzen Sie eine Kühltasche, um die Kühlkette nicht zu unterbrechen. Aufgetaute Milch, die noch nicht erwärmt wurde, ist im Kühlschrank ungeöffnet 24 Stunden, geöffnet 12 Stunden haltbar. Am schonendsten tauen Sie Muttermilch langsam über 24 Stunden im Kühlschrank auf. Wenn es schneller gehen muss, erwärmen Sie die Milch unter einem warmen Wasserstrahl oder im Wasserbad, nicht aber in der Mikrowelle. Reste von erwärmter Milch müssen weggeschüttet werden. Bereits aufgetaute Milch darf nicht wieder eingefroren werden.

Wenn Sie für ein krankes oder früh geborenes Kind Muttermilch abpumpen oder abdrücken, die in der Klinik gefüttert wird, sind strengere hygienische Maßnahmen erforderlich. Sie dürfen die Milch nur 72 Stunden im Kühlschrank und drei Monate tiefkühlen bei −18° C.

94. Was ist beim Entleeren der Brust zu beachten?

Vor dem Pumpen oder Entleeren von Hand sollten Sie die Hände immer gründlich mit Wasser und Seife waschen. Die Fingernägel sind kurz geschnitten. Das Pumpset (Schläuche, Ansatztrichter, Überlaufflasche, Sammelflasche) der elektrischen Pumpe oder die Handbrustpumpe und Sammelgefäße sollten vor jedem Gebrauch mit Spülmittel gereinigt und heiß nachgespült werden. Für den häuslichen Gebrauch reicht die Reinigung in der Spülmaschine bei 65° C. Decken Sie die gereinigten Utensilien mit einem sauberen Geschirrtuch ab.

Wenn die Muttermilch für ein krankes oder früh geborenes Kind gepumpt wird, müssen die Zubehörteile nach der Reinigung ausgekocht oder im Vaporisator (Gerät zum Auskochen von Flaschen und Saugern) desinfiziert werden. Benutzen Sie keine Kaltsterilisationsbäder. Sie bekommen von der Klinik sterile Flaschen, in die Sie die Milch direkt abpumpen können.

Muttermilchbeutel sind in diesem Fall nicht geeignet. Greifen Sie niemals in die Flaschen, Flaschendeckel oder Absaughaube der Pumpe, um eine Verkeimung zu vermeiden. Waschen Sie vor dem Pumpen Ihre Brüste mit klarem, warmem Wasser und trocknen Sie sie mit einem sauberen Handtuch (in der Klinik mit einem Papierhandtuch) ab. Verwerfen Sie die ersten Tropfen, die Sie vor dem Abpumpen mit der Hand ausstreichen (außer bei Vormilch in den ersten Tagen). Diese sind am meisten mit Keimen besiedelt. Duschen Sie täglich und wechseln Sie täglich den BH.

95. Wie kann ich meine Brust von Hand entleeren?

Während der gesamten Stillzeit kann es immer wieder nützlich sein, Muttermilch von Hand zu entleeren. Sie können z. B. ein wenig Milch abdrücken, wenn die Brüste sehr prall sind oder Sie Muttermilch als Vorrat haben wollen. Sobald Sie darin etwas geübt sind, kann es genauso schnell gehen wie das Entleeren mit der Pumpe. Sie können auch beide Seiten gleichzeitig entleeren. Die Milch fließt besser, wenn Sie Ihre Brust vorher etwas «einstimmen» und den Milchfluss anregen (Brustmassage nach Marmet s. S. 73).

Beim Entleeren der Brust von Hand streichen Sie mit dem Daumen sowie mit Zeige- und Mittelfingern einer Hand die Milchseen aus. Die Brustwarzen bleiben dabei unberührt.

Legen Sie auf einem gedachten Kreis rund um die Brustwarze im Radius von ca. 4 cm den Daumen auf die obere, Zeige- und Mittelfinger auf die untere Seite. Heben Sie die Brust etwas an und drücken die Finger Richtung Brustkorb. Drücken Sie Daumen und Finger zusammen und bewegen Sie sie rollend gleichzeitig nach vorn, sodass die Milch nach vorn geschoben wird. Dann gehen Sie mit Daumen und Fingern wieder in die Ausgangsposition, nun wieder heben, Richtung Brustkorb drücken und nach vorn rollen. Diese Bewegungen wiederholen Sie rhythmisch immer wieder. Wichtig ist, dass Sie mit den Fingern nicht nach vorn über die Brustwarze rutschen oder an der Brustwarze ziehen. Die Finger bleiben im Prinzip genau an der Stelle, wo sie anfangs angelegt wurden. Während des Vorgangs berühren Sie die Brustwarze gar nicht.

Vielleicht müssen Sie die Bewegungen erst mehrmals machen, bevor die Milch zu fließen beginnt. Wenn der Milchfluss nachgelassen hat, versetzen Sie die Finger auf der gedachten Kreislinie, sodass die Milchseen von allen Seiten geleert werden.

96. Welche Pumpe ist geeignet?

Das Abpumpen von Muttermilch muss heutzutage nicht mehr schmerzhaft und anstrengend sein. Bei einer guten Handpumpe läuft die Milch beim Pumpen in eine Flasche. Der Ansatztrichter muss groß genug sein, damit die Brustwarze nicht an dem Kunststoff reibt. Zur Schonung der Brust lässt sich bei einer Kolbenpumpe die Saugstärke regulieren. Einhandpumpen sind im Gegensatz dazu mit einer Hand zu bedienen und sehr praktisch.

Wenn Sie regelmäßig über einen längeren Zeitraum abpumpen wollen oder müssen, empfiehlt sich eine elektrische Kolbenmilchpumpe, die schonend, leise und effektiv arbeitet und die das kindliche Saugen an der Brust weitestgehend imitiert. Das Pumpen beginnt mit schnellen, kleinen Saugbewegungen, um den Milchspendereflex auszulösen (wie das Baby es macht) und verlangsamt den Rhythmus nach wenigen Minuten. Die Pumpzyklen und das Vakuum sind regulierbar, ebenso der Zeitpunkt des Phasenwechsels (Pumpe «Symphonie», Fa. Medela). Andere automatische Intervallpumpen, bei denen Sie die Pumpzyklen und das Vakuum einstellen können, sind ebenso geeignet (Bezugsadressen s. S. 119). Sie können Pumpen in Apotheken, Sanitätshäusern oder Hebammenpraxen ausleihen. Sobald ein medizinischer Bedarfsfall vorliegt, bekommen Sie von Ihrer Ärztin ein Rezept.

Das gleichzeitige Abpumpen beider Brüste verkürzt die Pumpdauer um die Hälfte und regt die Milchbildung besser an. Dafür stehen Doppelpumpsets zur Verfügung. Achten Sie darauf, dass der Pumptrichter Ihrer Größe entspricht. Weiche Silikoneinsätze können den Komfort erhöhen. Das Doppelpumpen empfiehlt sich, wenn Sie über einen längeren Zeitraum abpumpen müssen oder von Ihrem Kind getrennt sind.

Setzen Sie sich zum Pumpen bequem hin, stellen Sie ein Getränk bereit (beim Doppelpumpen mit Strohhalm), hören Sie schöne Musik, schauen Sie Ihr Baby an oder ein Foto Ihres Kindes. Eine warme Hand zwischen den Schulterblättern kann den Milchfluss steigern und Ihnen den Rücken stärken. Die Milch fließt besser, wenn Sie die Brust vorher einstimmen (s. S. 72). Befeuchten Sie die Absaughaube, damit sich das Vakuum leichter aufbaut und legen Sie diese so auf die Brust, dass die Brustwarze genau in der Mitte zu liegen kommt. Während des Pumpens behalten Sie die Absaughaube in der

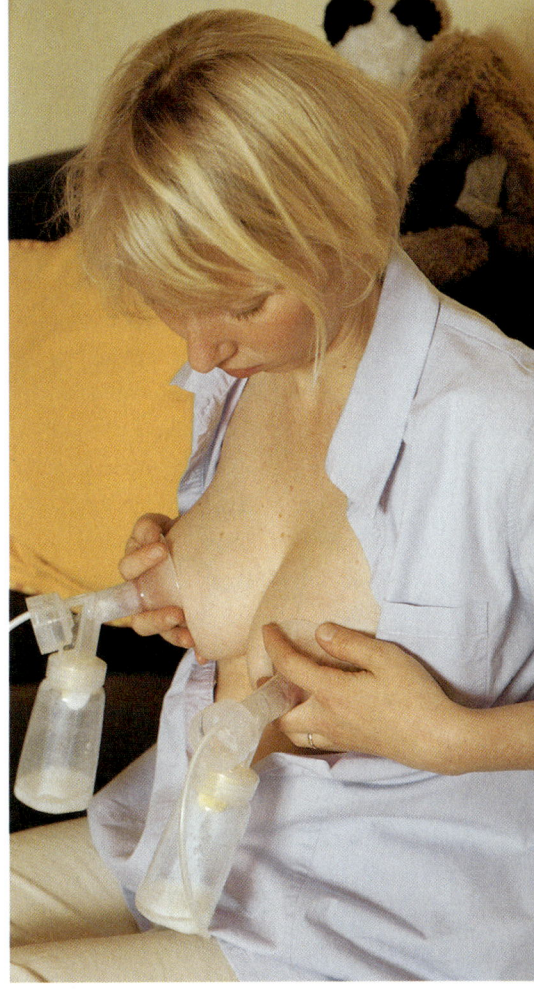

Pumpen mit Doppelset

Hand, nicht die Flasche. Beim Doppelpumpen reicht eine Dauer von zehn bis fünfzehn Minuten. Beim Einfachpumpen wechseln Sie etwa alle fünf Minuten die Seite, um immer wieder den Milchspendereflex auszulösen. Massieren Sie zwischendurch die Brust sanft. Die Pumpdauer beträgt zwanzig bis dreißig Minuten.

97. Wie kann ich meinem Baby Nahrung ohne Flasche zufüttern?

Um das Saugen an der Flasche zu umgehen, können Sie andere Methoden des Fütterns anwenden. Es ist immer hilfreich, wenn Sie sich von einer Hebamme oder Stillexpertin in die unterschiedlichen Methoden einführen lassen. Einige Methoden wie z. B. die Fingerfütterung seien an dieser Stelle nur erwähnt. Hierzu sollten Sie sich unbedingt einweisen lassen.

Zunächst mögen Ihnen diese Fütterungsarten kompliziert erscheinen, mit ein wenig Geduld und Übung sind sie aber leicht durchzuführen. Am sinnvollsten ist es, wenn das Baby während des Trinkens an der Brust zugefüttert wird. Mit seinem Saugen stimuliert das Baby die Brust, regt die Milchbildung an und bekommt gleichzeitig zusätzliche Nahrung.

Eine Möglichkeit bietet das Brusternährungsset. Dabei befindet sich die Nahrung in einer Flasche, die Sie sich um den Hals hängen. Aus der Flasche führen zwei dünne Schläuche, die Sie jeweils an der rechten und linken Brust so fest kleben, dass das Schlauchende ca. 5 mm über die Brustspitze hinausragt. Wenn das Baby an Ihrer Brust saugt, erhält es gleichzeitig Muttermilch aus Ihrer

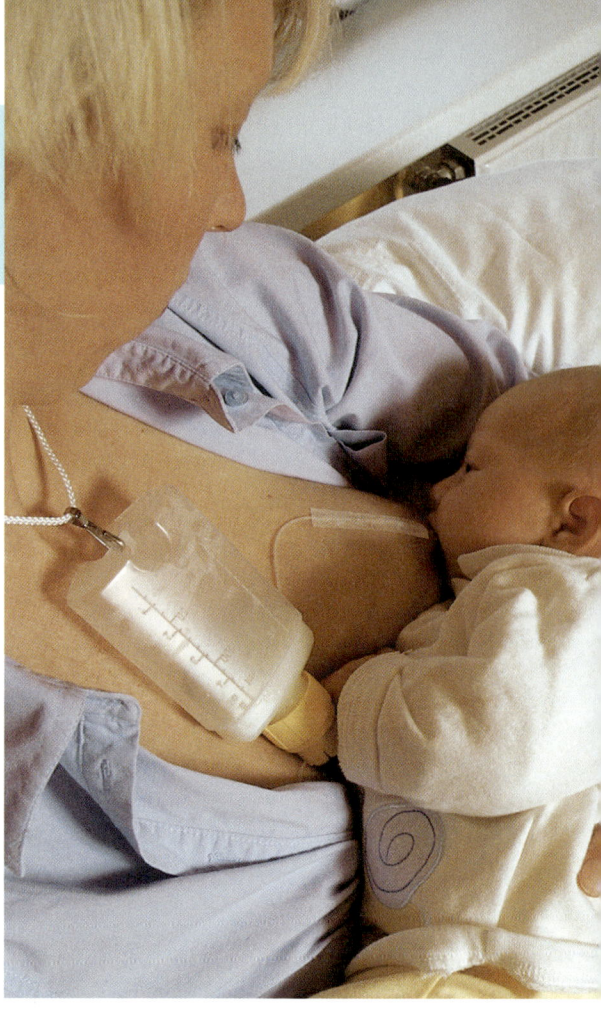

Stillen mit Brusternährungsset

Brust und die Nahrung aus dem Schlauch.

Eine andere Möglichkeit, das Baby direkt an der Brust zuzufüttern, ist gegeben, wenn Sie Milch in eine 20-ml-Spritze füllen, die einen Ernährungsaufsatz hat, der auch Finger-Feeder genannt wird. Wenn das Baby an der Brust saugt, können Sie mit dem Ernährungsaufsatz etwas Milch in seinen Mund spritzen. Alternativ zum Finger-Feeder können Sie auch einen Sondenschlauch benutzen und diesen mit der Spritze verbinden. Das Baby ergreift den Sondenschlauch mit der Brust, und Sie spritzen die Milch in seinen Mund, wenn es saugt.

Wenn das Kind nicht direkt an der Brust zugefüttert werden kann, können Sie es mit einem Becher füttern. Es gibt spezielle Fütterungs-becher, Sie können auch einen anderen Becher benutzen. Füllen Sie den Becher zur Hälfte mit Milch. Wickeln Sie Ihr Baby in ein großes Tuch, damit es den Becher nicht wegschlagen kann. Setzen Sie sich Ihr Baby aufrecht auf den Schoß und stützen Sie es. Legen Sie den Becher sanft auf die Unterlippe, wobei der Rand die Mundwinkel an der Ober-lippe berührt. Neigen Sie langsam den Becher etwas, sodass Ihr Kind die Zunge herausstreckt und wie ein Kätzchen zu schlecken beginnt. Schütten Sie auf keinen Fall die Milch in den Mund. Wenn das Baby Pausen einlegt, lassen Sie den Becher in der Position und warten, bis es weiter-trinkt. Das Baby soll sein Trinktempo selbst bestimmen (s. Foto S. 111).

Wenn Sie Ihr Baby mit einem weichen Plastiklöffel füttern, bringen Sie es ebenfalls in eine aufrechte Position (Bezugsadressen für Still-hilfsmittel s. Serviceteil S. 119).

Stillen mit Finger-Feeder

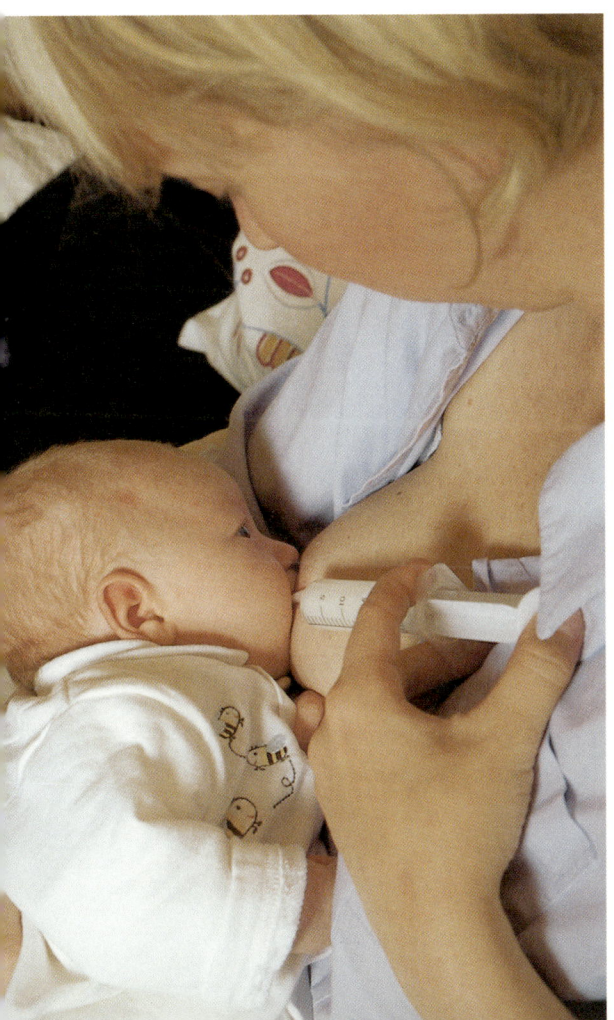

98. Wie kann ich in der Stillzeit eine Schwangerschaft verhüten?

Stillen ist die älteste Form der Empfängnisverhütung und verhindert weltweit die meisten Schwangerschaften. Allerdings ist die verhütende Wirkung an Bedingungen geknüpft, die für viele stillende Frauen nicht erfüllbar sind. Also ist größte Vorsicht geboten.

Die Methode heißt Laktations-Amenorrhoe-Methode (LAM, Methode des Ausbleibens der Regelblutung durch Stillen). Sie bietet einen Empfängnisschutz von 98 %, wenn folgende Bedingungen ausnahmslos zutreffen: Sie hatten noch keine Regelblutung, und Ihr Baby ist jünger als sechs Monate. Sie stillen ausschließlich, füttern nichts hinzu, das Baby bekommt keinen Schnuller oder Flasche, und die Abstände zwischen den Stillmahlzeiten betragen höchstens vier Stunden. Einmal in 24 Stunden ist eine Stillpause von sechs Stunden möglich.

Sobald einer der genannten Punkte nicht zutrifft (z. B. das Kind schläft nachts sieben Stunden oder erhält Beikost), ist der Empfängnisschutz unsicher. Falls Sie nicht schwanger werden wollen, müssen Sie Verhütungsmaßnahmen anwenden, denn die Wiederkehr der Fruchtbarkeit ist in der Stillzeit ungewiss. Ihre Regelblutung kann nach einigen Wochen oder erst nach vielen Monaten wieder einsetzen. Möglicherweise haben Sie schon einen Eisprung vor Einsetzen der ersten Regelblutung.

Die natürliche Familienplanung (NFP) basiert auf der Beobachtung der Veränderungen von Körpertemperatur und Beschaffenheit des Schleims aus dem Gebärmutterhals (Zervixschleim). Die Zeichen zur Beurteilung der Fruchtbarkeit können geübte Frauen auch in der Stillzeit erkennen. Eine Ausbilderin in NFP kann Sie dazu beraten oder in die Methode einführen (Kontaktadresse s. Serviceteil S. 116).

Die Verhütung mit einem Kondom ist mit dem Stillen zu vereinbaren und wird häufig zusammen mit einem samenabtötenden Mittel (fettfrei!) angewendet.

Ein Diaphragma muss sechs bis acht Wochen nach der Geburt angepasst werden und wird immer in Verbindung mit einer samenabtötenden Creme benutzt.

Die Spirale kann entweder direkt nach der Geburt oder etwa sechs Wochen später, wenn sich die Gebärmutter zurückgebildet hat, eingesetzt werden.

Eine hormonelle Verhütung ist in der Stillzeit sechs bis acht Wochen nach der Geburt mit einem reinen

Gestagenpräparat als Injektion, Implantat oder Minipille zu vertreten. Die Minipille muss regelmäßig immer zur gleichen Uhrzeit eingenommen werden. Östrogenhaltige Pillen können die Milchproduktion drosseln und sind in der Stillzeit ungeeignet.

Ihre Frauenärztin kann Sie und Ihren Partner bei der Auswahl und Anwendung einer Verhütungsmethode beraten.

99. Ich möchte wieder arbeiten. Kann ich weiterstillen und welche Rechte habe ich?

Stillen ist durchaus möglich, wenn Sie Ihre Berufstätigkeit frühestens nach der Mutterschaftsfrist von 8 Wochen nach einer normalen Entbindung und zwölf Wochen nach Früh- oder Mehrlingsgeburten wieder aufnehmen. Viele Frauen und ihre Kinder genießen den innigen Stillkontakt, wenn sie nach der Arbeitszeit wieder zusammen sind. Es hilft beiden, mit der Trennung leichter umzugehen.

Nach dem Mutterschutzgesetz stehen Ihnen Stillpausen von mindestens zweimal täglich einer halben Stunde oder einmal einer Stunde zu. Bei einer zusammenhängenden Arbeitszeit von mehr als acht Stunden verlängern sich die Pausen um mindestens zweimal 45 Minuten oder einmal 90 Minuten. Diese Pausen stehen Ihnen auf Verlangen zu, Sie müssen die Zeit nicht nacharbeiten. Teilen Sie Ihrem Arbeitgeber mit, dass Sie stillen, und sorgen Sie für Ihr Recht auf Stillpausen, notfalls unter Einschaltung des Betriebsrats.

Bei Ihren Vorplanungen spielt es eine Rolle, wie lange Sie fort sind, wer das Kind betreut, ob es Ihnen zum Stillen an den Arbeitsplatz gebracht wird und wie alt Ihr Kind ist. Vor allem sollten Sie eine Person finden, der Sie Ihr Baby leichten Herzens anvertrauen können und die Sie in Ihrem Stillwunsch unterstützt. Wenn es schon Beikost bekommt, kann diese in Ihrer Abwesenheit gefüttert werden. Wenn Sie Ihr Kind voll stillen, sollten Sie schon vor Beginn der Erwerbstätigkeit anfangen, Muttermilch abzupumpen, um etwas Übung zu bekommen und einen kleinen Vorrat anzulegen. Praktisch ist eine elektrische Milchpumpe, die dezent verpackt ist und wenig Aufwand verursacht (Bezugsadresse auf S. 119).

Bevor Sie das Haus verlassen, sollten Sie Ihr Baby noch einmal ausführlich und in aller Ruhe stillen. Wecken Sie es ruhig dazu, damit es sich an diesen Ablauf gewöhnt. Die Betreuungsperson kann während Ihrer Abwesenheit die abgepumpte

Milch füttern. Bei längerer Abwesenheit sollte es Ihnen möglich sein, an einem geeigneten Ort Muttermilch abzupumpen und kühl zu lagern. Dadurch können Sie Ihre Milchmenge aufrechterhalten, einem Milchstau vorbeugen und Milch für den nächsten Tag gewinnen.

Mit dem Beginn der Berufstätigkeit wird sich der Stillrhythmus verändern. Sie müssen damit rechnen, dass Ihr Kind auch nachts wieder gestillt werden möchte und ein größeres Nähebedürfnis hat. Meistens sind die Kinder im elterlichen Bett zufrieden und genießen die Nähe.

100. Wie kann ich mein Kind an Beikost gewöhnen?

Mit der Einführung fester Nahrung beginnt für das Kind ein neuer Lebensabschnitt, der zu mehr Selbständigkeit und Unabhängigkeit führt. Aus dem Säugling wird langsam ein Kleinkind. Ebenso beginnt für die Mutter ein Prozess der Ablösung von dem Kind. Für beide ist es hilfreich, diese neue Phase langsam und stufenweise zu vollziehen. Der kindliche Organismus kann sich nach und nach an die neue Nahrung gewöhnen, und die Mutter reduziert langsam ihre Milchmenge.

Beginnen Sie frühestens im fünften, besser Anfang des siebten Lebensmonats mit den ersten Versuchen. Die Einführung fester Nahrung erfolgt schonend, wenn Monat für Monat eine Milch- durch eine Breimahlzeit ersetzt wird und Woche für Woche ein neues Nahrungsmittel hinzukommt. Eventuelle Unverträglichkeiten lassen sich auf diesem Wege leichter erkennen.

Sollte das Kind die Nahrung kategorisch ablehnen, setzen Sie einige Tage aus, stillen wieder voll und probieren es von neuem. Vermeiden Sie jeden Stress, denn Ihr Baby soll von Anfang an lernen: Essen ist genüsslich und macht Spaß! Lassen Sie Ihr Kind auch mal allein essen und die Nahrung mit allen Sinnen genießen. Manchmal lernt es so leichter, als wenn es mit dem Löffel gefüttert wird. Gewöhnen Sie Ihr Kind an einen Essensrhythmus und füttern Sie es nicht zwischen Tür und Angel. So lernt es, dass es Mahlzeiten gibt und Pausen, in denen nichts gegessen wird.

Entgegen dem Geschmack und den Gewohnheiten von Erwachsenen ist Nahrungsvielfalt bei der Babykost nicht erwünscht. Beginnen Sie möglichst tagsüber mit den ersten Versuchen, wenn das Baby wach und aufnahmebereit ist. Kochen Sie den Brei selbst, müssen die Zutaten aus biologisch-dynamischem Anbau

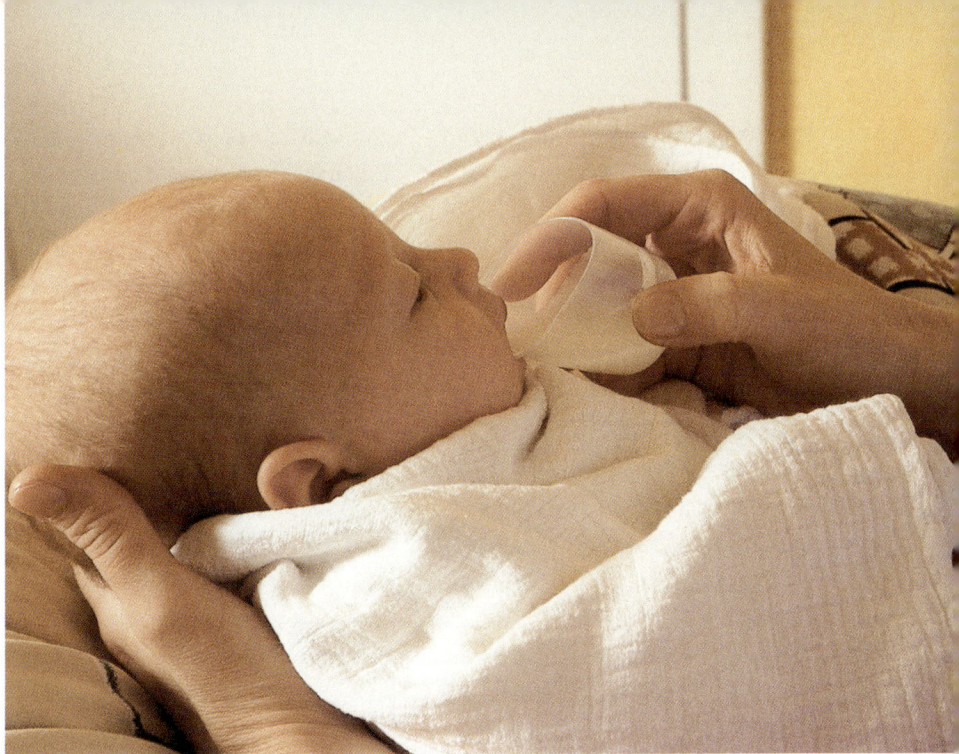

Füttern mit dem Becher (s. S. 107)

stammen, Fleisch aus Bioaufzucht (Rind, Lamm, Schwein, Geflügel). Fügen Sie dem Gemüsebrei dreimal in der Woche 20 Gramm Fleisch hinzu oder alternativ Hirseflocken mit Obstmus oder Saft. Dem Brei werden weder Salz, Zucker noch Gewürze hinzugefügt. Bereiten Sie das Gemüse schonend im Dünsteinsatz oder Schnellkochtopf zu. Größere Mengen lassen sich einfrieren. Bei Gläschenkost sollten Sie in der Anfangszeit auf Einzelgemüse zurückgreifen. Achten Sie nicht auf die Monatsangabe auf dem Gläschen, sondern auf die Zutatenliste. Im Bioladen bekommen

Sie einige Gemüsesorten einzeln oder in Zweierkombination im Gläschen (Evers, Holle, Sunval). Beifügungen wie z. B. Salz, Zucker, Aromastoffe, Gewürzzubereitungen, Geschmacksverstärker, Emulgatoren, Magermilchpulver oder Molkeneiweiß sollen unbedingt vermieden werden.

Beginnen Sie mit einem Gemüsebrei, der nach und nach zu einem Gemüse-Kartoffel-Fleisch-Brei (oder Gemüse-Vollkorn-Obst) ergänzt wird. Gute Anfangsgemüse sind Pastinaken, Hokaidokürbis, Karotten, Kartoffeln, Kohlrabi, Blumenkohl, Fenchel und Broccoli. Steigern Sie die tägliche

Breimenge von anfangs fünf Teelöffeln, bis eine Gesamtmenge von etwa 150 bis 180 Gramm erreicht ist. Wird Ihr Kind nach der Breimahlzeit nicht mehr gestillt, fügen Sie dem Brei zur besseren Aufnahme von Vitaminen einen Esslöffel Keimöl, Rapsöl oder Sonnenblumenöl hinzu. Die zweite Breimahlzeit kann ein Vollmilch-Getreide-Brei am Abend sein. Dazu eignen sich bis zum zehnten Monat glutenfreie Getreide wie Hirse, Reis und Buchweizen in Flockenform oder Maisgrieß. Später führen Sie Weizen, Hafer, Dinkel und Gerste, im zweiten Lebensjahr Roggen ein. Zur besseren Eisenaufnahme fügen Sie etwas Obstsaft oder püriertes Obst hinzu. Kochen Sie den Brei zunächst mit Wasser und ersetzen dieses esslöffelweise mit Milch. Beobachten Sie die Reaktion Ihres Kindes. Der dritte Brei ist ein milchfreier Getreide-Obst-Brei am Nachmittag. Nach und nach wird die Nahrung gröber, und Ihr Kind lernt, allein zu essen. Geben Sie ihm Obststücke, Gemüsestücke, Reiswaffeln oder Dinkelstangen zum Üben. Behalten Sie dabei Ihr Kind im Auge, bis es das Essen sicher beherrscht.

Gegen Ende des ersten Lebensjahres nimmt Ihr Kind langsam an der Familienkost teil. Würzen Sie das Essen, nachdem Sie seine Portion abgenommen haben.

Muttermilch ist im ganzen ersten Lebensjahr ein geeignetes Getränk, gern auch darüber hinaus. Kuhmilch sollte im ersten Lebensjahr nicht unverarbeitet angeboten werden. Wechselnde Kräutertees, Wasser oder Saftschorle aus dem Becher sind geeignete Durstlöscher. Umgehen Sie nach Möglichkeit die Nuckelflasche. Falls Ihr Kind allergiegefährdet ist, sollten Sie den Ernährungsplan mit Ihrer Kinderärztin besprechen (wertvolle Infos beim AAK e.V., s. S. 116).

Entscheiden Sie, wann Sie das Stillen beenden möchten. Lassen Sie sich nicht verunsichern, wenn andere Ihren Stillwunsch über das erste Lebensjahr hinaus nicht nachvollziehen können. Nach einer langen Stillzeit fällt einigen Frauen der Abschied aus der Stillbeziehung schwer. Ein kleines persönliches Abschiedsritual, indem Sie sich noch einmal die vergangenen Monate vor Augen führen und sich selbst, Ihrem Kind und allen, die Sie unterstützt haben, danken, kann das Ende erleichtern und abrunden.

Falls Sie schnell abstillen müssen, trinken Sie zwei bis vier Tassen Salbei- und Pfefferminztee am Tag. Kühlen Sie die Brust und streichen Sie so viel Milch aus, bis der Druck entlastet ist. Sie können ein Abstillmedikament von Ihrer Frauenärztin bekommen oder ein homöopathisches Mittel. Befragen Sie hierzu Ihre Hebamme oder Homöopathin.

Service

ZUM WEITERLESEN

Schwangerschaft, Geburt

Fehrenbach, Lisa: Die Geburt, Berlin 2000

Hilsberg, Regina: Schwangerschaft, Geburt und erstes Lebensjahr. Ein Begleiter für werdende Eltern. Empfohlen vom Bund Deutscher Hebammen, Reinbek ^{3}2003 (rororo Nr. 60978)

Laue, Birgit: Ich bin schwanger: natürlich pflegen und heilen, Reinbek 2002 (rororo Nr. 60997)

Stillzeit

Benkert, Brigitte: Das besondere Stillbuch für frühgeborene und kranke Kinder, Berlin 2001

Board, Theresa: Stillen eines Babys mit Down-Syndrom, La Leche Liga Deutschland, München (o. J.)

Bumgarner, Norma Jane: Wir stillen noch. Über das Leben mit gestillten Kleinkindern, La Leche Liga Deutschland, München 1996

Gotsch, Gwen: Stillen von Frühgeborenen, La Leche Liga Deutschland, München (o. J.)

Hormann, Elizabeth: Stillen eines Adoptivkindes und Relaktation – Eine ausführliche Anleitung für Adoptivmütter mit Hinweisen für Mütter, die nach einer Stillpause wieder stillen wollen, La Leche Liga Deutschland, München 1998

Salis, Bettina / Muir, Claudia: Was stillende Frauen essen sollen. Die richtige Ernährung für Mutter und Kind, Reinbek ^{4}2003 (rororo Nr. 60321)

Spielmann, Steinhoff, Schäfer, Bunjes: Arzneiverordnung in Schwangerschaft und Stillzeit, Stuttgart 1998

Unterstützung im Familienalltag

Kukuck, Anke / Luckmann, Clara: Mütter, Lust und Sexualität, Reinbek 1997

Moeller, Michael Lukas: Die Wahrheit beginnt zu zweit – Das Paar im

Gespräch, Reinbek 1992 (rororo Nr. 9153)

Polinski, Liesel: PEKiP: Spiel und Bewegung mit Babys. Mehr als 100 Anregungen für das erste Jahr. Empfohlen vom PEKiP e.V., Reinbek ⁹2003 (rororo Nr. 60972)

Ruhl, Ralf: Kinder machen Männer stark. Vater werden – Vater sein, Reinbek 2000 (rororo Nr. 60584)

Salis, Bettina: Warum schreit mein Baby so? Hilfen für Schreibabys und ihre Eltern, Reinbek 2001 (rororo Nr. 60827)

Friedrich, Sabine: 100 Fragen: Babyschlaf. Für Kinder bis 3 Jahre, Reinbek 2004 (rororo Nr. 61717)

Schneider, Vimala: Baby-Massage. Praktische Anleitung für Mütter und Väter, München 1993

Ernährung des Kindes

Verbraucherzentrale Hamburg: Gesunde Ernährung von Anfang an Stillen, Säuglingsnahrung, Breie, Gläschenkost (zu beziehen über Verbraucher-Zentrale Hamburg e.V., Kirchenallee 22, 20099 Hamburg
Telefon: 0 40/2 48 32–0,
Fax: 040/2 48 32–2 90)

Daas, Beate / Ludwig, Britta: Was mein Baby essen soll. Gesunde Ernährung für Säuglinge und Kleinkinder, Reinbek 1994 (rororo 19592)

Deutschland

Hebammen

Bund Deutscher Hebammen e.V. (BDH)
Gartenstr. 26
76133 Karlsruhe
Telefon: 07 21/9 81 89–0
Fax: 07 21/9 81 89–20
E-Mail: info@bdh.de
Internet: www.bdh.de

Bund freiberuflicher Hebammen Deutschlands e.V. (BfHD)
Kasseler Str. 1a
60486 Frankfurt / Main
Telefon: 0 69/79 53 49 71
Fax: 0 69/79 53 49 72
E-Mail: Geschaeftsstelle@bfhd.de
Internet: www.bfhd.de

Netzwerk der Geburtshäuser
Otto-Fricke-Str. 77
61118 Bad Vilbel
Telefon: 0 61 01/82 57 11
Fax: 0 61 01/81 32 87
E-Mail: info@geburtshaus.de
Internet: www.geburtshaus.de
(Adressen von Geburtshäusern)

Vereine und Verbände

(Stillberatung, Stilltreffen,
Stillfortbildungen, Publikationen)

Arbeitsgemeinschaft
Freier Stillgruppen e.V. (AFS)
Rüngsdorfer Str. 17
53173 Bonn-Bad Godesberg
Telefon: 02 28/3 50 38 71
Hotline: 01 80/57 84 55 36
Fax: 02 28/3 50 38 72
E-Mail:
geschaeftsstelle@afs-stillen.de
Internet: www.afs-stillen.de

Berufsverband Deutscher Lakta-
tionsberaterinnen IBCLC e.V. (BDL)
Saarbrücker Str. 172
38116 Braunschweig
Telefon: 05 31/2 50 69 90
Telefon: 05 31/2 50 69 91
E-Mail:
BDL-Sekretariat@t-online.de
Internet: www.bdl-stillen.de

La Leche Liga Deutschland e.V. (LLL)
Postfach 65 00 96
81214 München
Telefon/Fax: 0 68 51/25 24
E-Mail: mail@lalecheliga.de
Internet: www.lalecheliga.de

Nationale Stillkommission Deutsch-
land am Bundesinstitut für gesund-
heitlichen Verbraucherschutz und
Veterinärmedizin (BgVV)
Thielallee 88–92
14195 Berlin
Telefon: 0 18 88/4 12 34 91
Fax: 0 18 88/4 12 37 15
E-Mail: stillkommission@bgvv.de
Internet: www.bgvv.de
(Lobbyarbeit, Publikationen)

Verein zur Unterstützung der
WHO/UNICEF-Initiative
«Stillfreundliches Krankenhaus»
(BFHI) e.V.
Homburger Str. 22
50969 Köln
Telefon: 02 21/3 40 99 80
Fax: 02 21/3 40 99 81
E-Mail:
info@stillfreundlicheskrankenhaus.de
Internet: www.stillfreundlich.de
(Adressen von «Stillfreundlichen
Krankenhäusern»)

Weitere nützliche Adressen

ABC-Club e.V.
Internationale Drillings-
und Mehrlings-Initiative
Bethlehemstr. 8
30451 Hannover
Telefon: 05 11/2 15 19 45
Fax: 05 11/2 10 14 31
Internet: www.abc-club.de

Aktionsgruppe Babynahrung e.V.
(AGB)
Untere Masch-Str. 21
37073 Göttingen
Telefon: 05 51/53 10 34
Fax: 05 51/53 10 35
E-Mail: info@babynahrung.org
Internet: www.babynahrung.org
(Informationsmaterial zur Förderung
des Stillens)

Arbeitsgemeinschaft
Allergiekrankes Kind e.V. (AAK)
Nassaustr. 32
35745 Herborn
Telefon: 0 27 72/92 87–0
Fax: 0 27 72/92 87–48
E-Mail: aak-team@aak.de
Internet: www.aak.de

Arbeitsgemeinschaft
Gestose-Frauen e.V. (AGF)
Geldener Str. 45
47661 Issum
Telefon: 0 28 35/26 28
Fax: 0 28 35/29 45
E-Mail: info@gestose-frauen.de
Internet: www.gestose-frauen.de
Internet: www.babyclub.de
Internet-Portal mit Hebammen-
sprechstunde und -suchmaschine.
In Kooperation mit dem BDH

Bundesverband allein erziehender
Mütter und Väter e.V. (VAMV)
Hasenheide 70
10967 Berlin

Telefon: 0 30/6 95 97 86
Fax: 0 30/69 59 78 77
E-Mail:
kontakt@vamv-bundesverband.de
Internet:
www.vamv-bundesverband.de
(Adressen von Regionalgruppen)

«Das frühgeborene Kind» e.V.
Bundesverband
Malplaquetstr. 38
13347 Berlin
Fax: 0 30/32 70 86 51
Hotline zur Telefonberatung:
0 18 05/87 58 77
Internet: www.fruehgeborene.de
(Informationen über Frühgeborene
und zu früh geborene behinderte
Kinder)

Frauenmilchbank der
Universitätskinderklinik Leipzig
Oststr. 21–25
04317 Leipzig
Telefon: 03 41/9 72 63 54
Fax: 03 41/9 72 60 39
(Adressen von Frauenmilchbanken)

Malteser Werke GmbH
Arbeitsgruppe Natürliche Familien-
planung (NFP)
Kalker Hauptstr. 22–24
51103 Köln
Telefon: 02 21/9 82 25 91
Fax: 02 21/9 82 25 89
E-Mail: malteser.nfp@t-online.de
Internet: www.natuerliche-
familienplanung.de

NAKOS Nationale Kontakt- und
Informationsstelle zur Anregung
und Unterstützung von Selbsthilfe-
gruppen
Wilmersdorferstr. 39
10627 Berlin
Telefon: 0 30/31 01 89 60
Fax: 0 30/31 01 89 70
E-Mail: selbsthilfe@nakos.de
Internet: www.zdf.de
(Adressen von Selbsthilfegruppen)

pro familia e.V.
Bundesverband
Stresemannallee 3
60596 Frankfurt / Main
Telefon: 0 69/63 90 02
Fax: 0 69/63 98 52
Internet: www.profamilia.de

Selbsthilfevereinigung für Lippen-
Gaumen-Fehlbildungen e.V.
Wolfgang Rosenthal Gesellschaft
Hauptstr. 184
35625 Hüttenberg
Telefon: 0 64 03/55 75
Fax: 0 64 03/92 67 27
E-Mail:
wrg-huettenberg@t-online.de
Internet: www.lkg-selbsthilfe.de

«Trostreich» – Interaktives Netzwerk
Schreibabys
Jutta Riedel-Henck
Schulstr. 10
27446 Deinstedt
Telefon / Fax: 0 42 84/3 95

E-Mail: info@trostreich.de
Internet: www.trostreich.de
(Adressen von Schreiambulanzen)

Ausland

Österreich:
Hebammenzentrum –
Verein freier Hebammen
Lazarettgasse 6/2/1
A-1090 Wien
Telefon: (43)-1/4 08 80 22
Fax: (43)-1/4 03 98 77 – 18
E-Mail: freie-hebammen
@hebammenzentrum.at
Internet:
www.hebammenzentrum.at

La Leche Liga Österreich (LLLÖ)
Postfach
A-6240 Rattenberg
(Adressen von Stillberaterinnen,
Stillgruppen, Publikationen)
E-Mail: lalecheliga@gmx.at
Internet: www.lalecheliga.at

Österreichisches
Hebammen-Gremium
Postfach 438
A-1060 Wien
Telefon: (43)-1/5 97 14 04
E-Mail: oehg@hebammen.at
Internet: www.hebammen.at

Service- und Informationsstelle für
Gesundheitsinitiativen und
Selbsthilfegruppen (SIGIS)
Mariahilfer Str. 176/8
A-1150 Wien
Fax: (43)-1/8 95 04 00 – 20
Internet: www.fgoe.org/sigisz.htm

Unicef Österreich
Hietzinger Hauptstr. 55
A-1130 Wien
Telefon: (43)-1/8 79 21 91
Fax: (43)-1/87 92 19 19
E-Mail: info@unicef.or.at
Internet: www.unicef.at
(Adressen von stillfreundlichen
Krankenhäusern)

Verband der Still- und Laktationsbe-
raterinnen Österreichs IBCLC (VSLÖ)
Lindenstr. 20
A-2362 Biedermannsdorf
Internet: www.stillen.at
(Adressen von Still- und Laktations-
beraterinnen IBCLC)

Schweiz
Ameda AG
Bosch 106
CH-6331 Hunenberg/Zug
Telefon: (41)-41/7 85 51 38
Fax: (41)-41/7 85 51 50
Internet: www.ameda.ch
(Milchpumpen, Stillhilfsmittel)

Berufsverband Schweizerischer
Still- und Laktationsberaterinnen
IBCLC (BSS)
Postfach 686
CH-3000 Bern 25
Telefon: (41)-41/6 71 01 73
Fax: (41)-41/6 71 01 71
E-Mail: office@stillen.ch
Internet: www.stillen.ch
(Adressen von Still- und Laktations-
beraterinnen IBCLC)

La Leche Liga Schweiz
Postfach 197
CH-8053 Zürich
Telefon/Fax: (41)-41/4 97 04 85
E-Mail: lllch-sekretariat@gmx.net
Internet: www.stillberatung.ch
(Stillberatung, Stillgruppen, Publi-
kationen)

Medela Medizintechnik
Lättichstr. 4
CH-6341 Baar
Telefon: (41)-41/7 69 51 51
Fax: (41)-41/7 69 51 00
E-Mail: verkauf@medela.ch
Internet: www.medela.ch
(Milchpumpen, Stillhilfsmittel,
Brusternährungsset)

Selbsthilfezentrum Hinterhuus
Feldbergstr. 55
CH-4057 Basel
Telefon: (41)-33 / 2 22 22 61
Fax: (41)-33 / 2 22 22 90
E-Mail: hinterhuus@selbsthilfezentrum-bs.ch
(Adressen von Selbsthilfegruppen)

Schweizerischer Hebammenverband (SHV)
Flurstr. 26
CH-3000 Bern 25
Telefon: (41)-31 / 3 32 63 40
Fax: (41)-31 / 3 32 76 19
E-Mail: info@hebamme.ch
Internet: www.hebamme.ch

Schweizerische Stiftung
zur Förderung des Stillens
Franklinstr. 14
CH-8050 Zürich
Telefon: (41)-1 / 3 11 79 50
Fax: (41)-1 / 3 11 79 51
E-Mail: stiftungstillen@bluewin.ch
Internet: www.allaiter.ch
(Adressen von stillfreundlichen Spitälern)

Luxemburg:

Initiativ Liewensufank
Institut für die Verbesserung der
Bedingungen rund um die Geburt
20, rue de contern
L-5955 Itzig
Telefon: (3 52) 36 05 98
Fax: (3 52) 36 61 34

E-Mail: sekretariat@liewensufank.lu
Internet: www.liewensufank.de
(öffentlichkeitsarbeit, Beratung, Stillpolitik)

La Leche Ligue Luxembourg
c/o Rita Schroeder
29, rue Follereau
L-1529 Luxembourg
Telefon: (3 52) 43 77 30
E-Mail: schri@gmx.net
Internet: www.lalecheleague@internet.lu
(Stillberatung, Stillgruppen, Publikationen)

Produkte

Milchpumpen, Stillhilfsmittel
Ameda AG
Münchnerstr. 16
85774 Unterföhring
Telefon: 0 89 20 / 6 08 10
Fax: 0 89 20 / 6 08 11 09
E-Mail: info@ameda.com
Internet: www.ameda.com

Medela Medizintechnik GmbH
Postfach 11 48
85378 Eching
Telefon: 0 89 / 31 97 59 − 0
Fax: 0 89 / 31 97 59 99
E-Mail: info@medela.de
Internet: www.medela.de
(auch Informationsmaterial und Broschüren, Brusternährungsset)

Sinnvolles Zinn
Christian Eberhardt
Heusteigstr. 31
70180 Stuttgart
Telefon / Fax: 07 11 / 2 36 44 51
Internet: www.cappellinos.de
(Cappellinos, Zinnhütchen zur
Behandlung wunder Brustwarzen)

Sonstiges
Didymos Erika Hoffmann GmbH
Alleestr. 8
71638 Ludwigsburg
Telefon: 0 71 41 / 92 10 24
Fax: 0 71 41 / 92 10 26
Internet: www.didymos.de
(Tragetücher, Bindeanleitung)

Käfer & Partner GmbH
Glückskäfer Kinderwelt
Germanenstr. 9
72768 Reutlingen
Telefon: 0 71 21 / 56 00
Fax: 0 71 21 / 56 01 51
E-Mail: info@glueckskaefer.de

Register

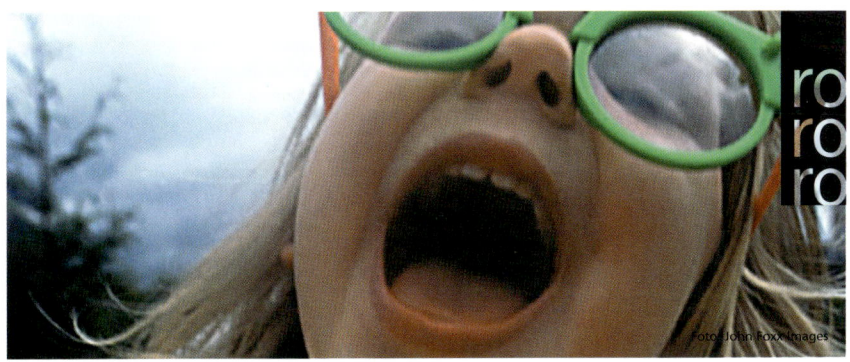

mit kindern leben – Gesundheit

Kompetente Ratschläge, Tipps und Antworten zu Gesundheit, Vorsorge und Entwicklung

Der sanfte Begleiter durch harte Zeiten für Kinder und Eltern!

Dorit Zimmermann
Wehwehchen
Homöopathie
Bach-Blüten
Aromatherapie
3-499-60991-6

Baden, wickeln, cremen, anziehen und dabei schmusen, lachen, sprechen und verstehen ... liebevolle Tipps zum Thema Babypflege von der erfolgreichen mit-kindern-leben-Autorin.

Cornelia Nitsch
Babys schönste Pflegespiele
Baden
Wickeln
Cremen
Verwöhnen
3-499-60998-3

Dr. Gisela Brehmer
Aus der Praxis einer Kinderärztin
Die richtige Behandlung
Sanfte Heilmethoden
Ernährung und Pflege
Die richtige Behandlung
3-499-60985-1

Das Familienstandardwerk zum Thema, von der niedergelassenen Kinderärztin aus Hamburg.

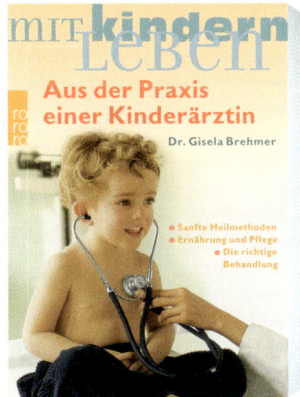

3-499-60985-1

babyclub.de ist ein Portal für werdende und junge Eltern. Das Besondere daran: der ganzheitliche, ökologisch orientierte Ansatz. Bereits seit 1997 bietet der babyclub.de, als damals erstes Babyportal, eine Sprechstunde an, in der Eltern sich mit ihrem persönlichen Problem an eine fachkundige Hebamme wenden können:

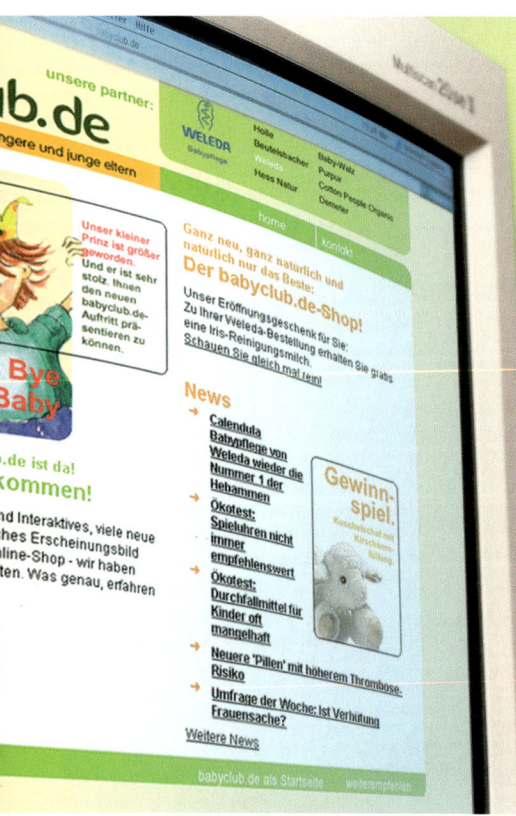

Über 7000 Fragen wurden seither gestellt. Deshalb wissen wir von babyclub.de, was werdende und junge Eltern bewegt, welche Themen und Fragen ihnen am Herzen liegen.

Natürlich haben werdende Eltern unzählige Fragen, wenn ein Baby unterwegs ist. Und ist es erst da, kommt noch eine Fülle Unbekanntes und Neues hinzu. Magazine, Zeitschriften und das Internet bieten eine Flut von Informationen, durch die wir uns jedoch oft regelrecht hindurchkämpfen müssen, weil uns wichtige Erfahrungen und Ratschläge unserer Vorgenerationen fehlen.

Dieses Buch bietet Ihnen eine wertvolle Alternative: Es basiert auf persönlichen Fragen von Müttern und Vätern, die öffentlich im Internetmagazin babyclub.de gestellt wurden.

In der Reihe „Mit Kindern leben" wurden in Kooperation mit dem Rowohlt Verlag und kompetenten Fachautorinnen die häufigsten Fragen aufgegriffen und fachgerecht nach neuesten wissenschaftlichen Erkenntnissen beantwortet. Sie finden in diesem Buch eine Sammlung der 100 wichtigsten Fragen zum

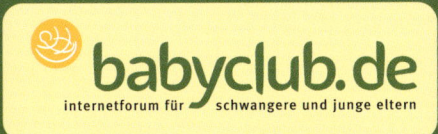
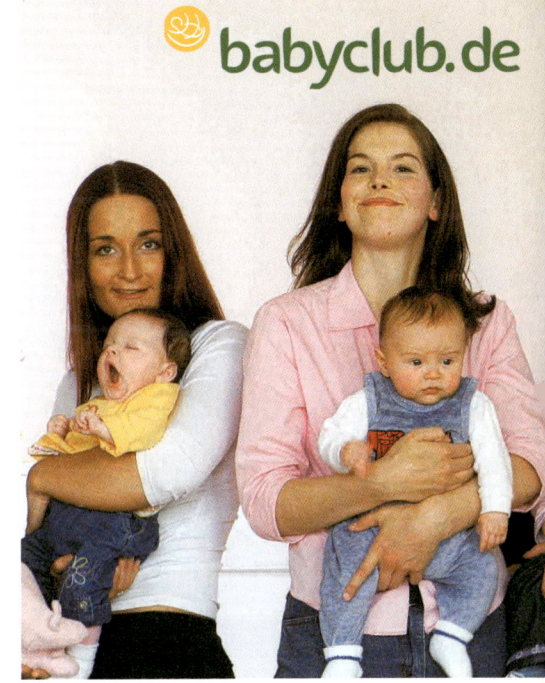